JN025137

ここから始める

訪問看護ステーションの
開設・運営ガイドブック

一般社団法人全国訪問看護事業協会 編集

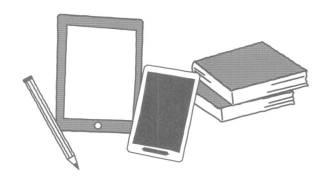

MC メディカ出版

はじめに

　　訪問看護制度は、1991年に今後増加する高齢者の在宅ケアを支えるために高齢者を対象に創設されました。1994年には、医療保険の対象である難病や小児をはじめとする障がい者やがんの末期の方など、年齢に関係なく在宅ケアすべての方を対象とし、さらに、2000年の介護保険制度の創設とともに、介護保険の対象者も含まれ、医療制度改革による在宅医療の推進において、訪問看護ステーションは、地域包括ケアシステムの医療サービスの中核を担う役割を期待されています。

　　全国の訪問看護ステーション数は、2000年の介護保険創設時には、4,730箇所でしたが、2012年に6,298箇所、2020年には11,931箇所に増加しています。特に2012年の診療報酬・介護報酬のダブル改定で在宅医療の推進が掲げられ、増加数が伸びています。一方、訪問看護ステーションの2019年新規届出数1,376箇所に対し、廃止数526箇所、休止数238箇所であり、廃止・休止する訪問看護ステーション数も増加しています。

　　全国訪問看護事業協会の目的は、「訪問看護事業の経営、サービスの質の確保向上等に関する調査研究等を行うことにより、訪問看護事業の健全な発展を図り、国民の保健福祉の向上に寄与すること」です。訪問看護事業者が増加することは、喜ばしいことですが、質の確保向上により訪問看護事業の健全な発展を遂げていただき、地域の利用者の意思決定支援を行い、その方らしい生活を実現できる事業者になっていただきたいと思います。

　　こうした思いを背景に、訪問看護事業所の開設を考えている方・これから開業する方々に参考としていただける書籍の発刊を目指しました。著者陣には、訪問看護実践者の方々を中心に、会計や労務に関する専門的な知識を必要とする項目は、訪問看護を理解している専門家の方にお願いしました。こうした方々のご協力により、当書籍『ここから始める　訪問看護ステーションの開設・運営ガイドブック』は、実践に役立つ具体的な内容を多く含んだ役立つ書籍とすることができたのではないかと思っています。最初のページから順にご覧いただく、あるいは、必要な箇所を振り返っていただくなど、訪問看護ステーションを開設する方々のお役に立てれば幸いと存じます。

　　最後に、執筆にご協力いただいたみなさまにおかれましては、新規訪問看護ステーションの開設を支援することにご理解をいただき、ご多忙のところ快くご協力いただいたこと、心より感謝申し上げます。

2021年5月

編著者を代表して
一般社団法人全国訪問看護事業協会
副会長　髙砂裕子

目　次

1章 訪問看護の基本を知る

2章 訪問看護ステーションを開設する

3章 訪問看護ステーションを運営する

訪問看護ステーション・管理者の一日

　訪問看護ステーションを開設・運営するのに、まず必要なのは、その業務と管理者の役割を知ることだ。実際に働いた経験を持つ人には説明の必要はないことだが、実践経験がなければ、イメージすることも難しい。開設の前に、実務の経験が少ない、あるいはない人に向けて業務と管理者の役割がイメージできるよう、ステーションと管理者のある一日を紹介する。

- -

　東京都多摩地域にある東久留米白十字訪問看護ステーションは、駅から徒歩5分、幹線道路に面した立地にある。2007年に開設した当初は、近隣の建物の一室からスタート。「もともと住民の方たちに知ってもらいたいという気持ちもあり、目に触れる場所に事業所を構えたいと考えていました」と、所長の中島朋子さん。経営の安定とともに、目立つ場所に事業所を移転し、人員規模も事業内容も拡大させていったという。現在は、居宅介護支援事業所も併設する。

　同ステーションの理念には、次のようなことが掲げられている。"安心して暮らせるように支援""地域に開かれたステーション"。その具体が、東久留米市在宅療養相談窓口（市からの委託事業）や、市民の相談・くつろぎの場である、ふらっと相談室・ふらっとカフェ（NPO法人緩和ケアサポートグループとの協働事業）だ。このほか、訪問看護の体験・実習を行う訪問看護教育ステーション（東京都からの委託事業）、認知症初期集中支援事業（市からの委託事業）など、多様な活動を行っている。「地域で働く看護師として、できること・するべきことは何かといつも考えています」と話す、管理者の中島さんの思いが形になったとも言えるだろう。

　訪問看護ステーションの開設理由に、「自分の理想のケアを実現したい」ことを挙げる声は多い。地域に必要な活動を通して、徐々に事業を拡大していった同ステーションの活動は、理念の実現には経営の安定化が重要な要素であることがわかる好例だ。

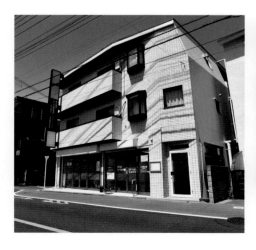

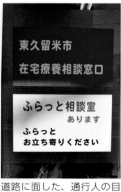

道路に面した、通行人の目を引く建物が東久留米白十字訪問看護ステーション。

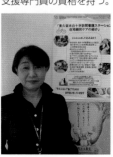

訪問看護ステーションと居宅介護支援事業所の所長を兼務する中島さん。在宅看護専門看護師、緩和ケア認定看護師、介護支援専門員の資格を持つ。

●始業前　●始業

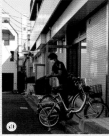

自転車で通勤するスタッフ。通いやすさは、職員にとっての働きやすさにつながる重要な要素。

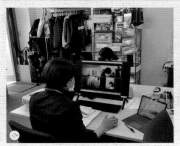

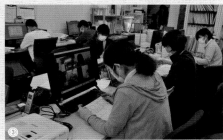

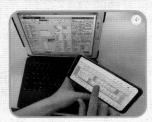

東久留米白十字訪問看護ステーションの就業時間は、9：00〜18：00。9時過ぎには朝のカンファレンスが始まる。②Covid-19の流行が続くなか、密を避けるため、事業所内の数カ所、また在宅勤務者は自宅からリモートで接続してオンラインで行う（ケアマネジャーも参加）。中島さんが共有事項、新規や困難事例の依頼などを周知した後、スタッフが一人ずつ、今日の訪問予定者の病状や、家族の様子、ケアの方向性などを報告（③）。④スマートフォンに自分のシフト表を表示させ、iPadで利用者の看護記録や指示書を確認しながら情報共有する。

●11:30　　●10:00 前後

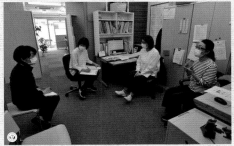

中島さんは、居宅介護支援事業所の所長を兼任する。ケアマネジャーとのカンファレンスに参加。

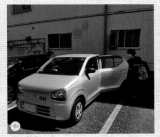

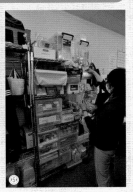

使用する物品を準備し、スタッフは利用者宅の訪問に出発。ケースによっては、複数人で同行することもある。

●12:00

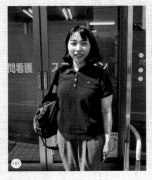

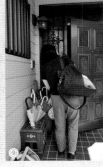

⑧地域医療に興味があり、病院から訪問看護ステーションに転職した杉原彩恵子さん（5年目、緩和ケア認定看護師）の、この日2件目の訪問。「病院では、患者さんとしてとしか接することができないが、在宅では、その方の暮らしのなかで一人の個人として向き合えるのが楽しい」と語る。

●利用者さん宅訪問

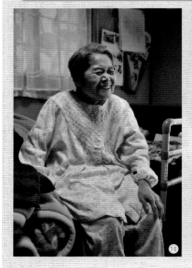
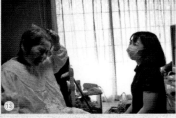
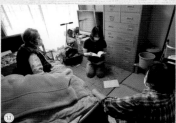
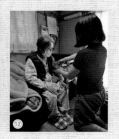

⑩利用者は80代の女性。腎不全による週に3回の透析を受けている。水分摂取の管理が難しい面があるが、自宅で穏やかな毎日を過ごしている。看護師の訪問を楽しみにしており、家族も医療職の目が入ることに安心を覚えるという。この日は1時間の訪問、バイタルチェックや問診などの後、入浴介助を行った。

●終業 ●16:00 ●13:30

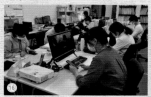

⑯終業前のカンファレンス。朝と同様、スマートフォンを参照しながら、病状不安定な利用者など、夜間の緊急コール対応に向けた情報共有を行う。

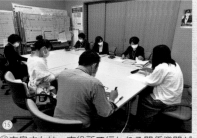

⑮中島さんは、市役所で行われる関係機関が集まる困難事例の会議に参加。在宅ケアはチームで行われるため、関係機関と顔を合わせ、信頼感を醸成する機会は重要となる。

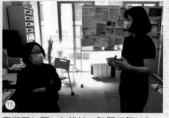

事業所に戻った後は、訪問で気になったことを先輩に相談。同ステーションは、チームナーシングを採用しているため、相談がしやすいというメリットがあるという。

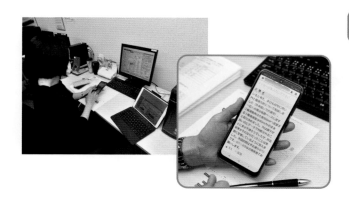

ICT化の進む在宅領域

　多職種連携ではICTが活躍する。主治医、訪問看護師、介護スタッフ、薬剤師などのケアチームは、Web上で訪問の報告や、共有事項の周知、相談などがリアルタイムでできる、多職種連携ツールでつながる。医療・介護の現場でICT化が進むなか、導入が遅れている事業所は連携が難しくなりつつあるという。

1 章

訪問看護の基本を知る

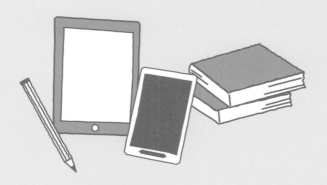

1 今、訪問看護ステーションに 求められていること

法制度・仕組みの必須知識

すべての年齢、あらゆる疾患・状態への対応が求められる

　訪問看護ステーションは 1992 年に制度化されました。当初は、脳梗塞後遺症やパーキンソン病など、比較的ゆっくりと症状が進行する利用者がほとんどでした。しかし最近は、人工呼吸器などの高度医療が必要な方が増えており、がん末期の利用者などは、新規導入したその月に亡くなる方も多く、短期で利用終了される方が増えています。厚生労働省が示しているデータをみると、医療保険、介護保険ともに訪問看護の利用者数は増加しており、どの年齢層も増加しています。

　訪問看護の利用者の特徴は、医療的ニーズの高い人、がん末期、重介護の人、認知症の人、精神疾患を持った人、小児など多岐にわたることです。特に小児は超重症児・準超重症児に加え、「医療的ケア児（医療ニーズのある小児）」の学校訪問による看護（市の委託事業など）が始まっています。そのほか、一人暮らし・高齢者世帯、複数の疾病を持っていたり、経済的問題や認知症による行動障害など多問題を抱えた人など、要医療・要介護・要看護の人達が増加しています。このように、すべての年齢やあらゆる疾患、状態に対応することが訪問看護には求められます。

　また、利用者が訪問看護に求める役割は、「24 時間対応してくれる」がもっとも多く（図 1-1-1）、続いて「相談に乗ってくれる」「必要に応じて医師に連絡してくれる」「予防のための指導や助言をしてくれる」など、24 時間の対応と相談対応への期待が高いことがわかります。

図 1-1-1　利用者が訪問看護に求めること（上位 3 つまで）

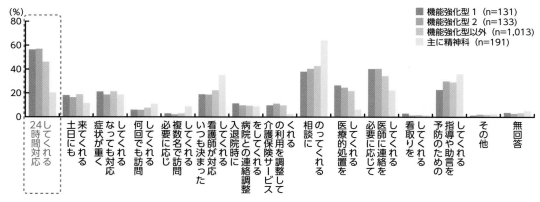

出典：厚生労働省　平成 26 年度診療報酬改定の経営検証に係る特別調査

押さえておきたい*ポイント*

これからの訪問看護ステーションは、多職種・他機関・地域との連携が不可欠

介護職との連携への期待

2012年の診療報酬・介護報酬のダブル改定では、地域密着型サービスとして、複合型サービス（現在の看護小規模多機能型居宅介護）と定期巡回・随時対応型訪問介護看護が創設され、看護と介護による包括報酬の形が誕生しました。また、社会福祉士・介護福祉士法の一部改正により、介護職員などによる喀痰吸引等の制度が始まり、介護職員による医療的行為が認められる中、介護職との連携による看護師の役割が大きく期待されています。

訪問看護ステーションの大規模化・多機能化への期待

2014年の診療報酬改定では、機能強化型訪問看護ステーションが創設され、訪問看護ステーションの大規模化や機能強化の促進が図られました。これにより、機能強化型訪問看護ステーションが、小児や医療ニーズの高い重度者への看護、ターミナルケアなど質の高い看護を提供することと同時に、地域の中で核となり、地域住民への情報提供や地域づくり、訪問看護師の育成など、地域包括ケアを実現するための役割が明確化されました。地域の中に大規模で多機能を持つ訪問看護ステーションの活躍が期待されています。

医療機関や多職種との連携への期待

2016年の診療報酬改定では、退院直後の在宅療養支援として医療機関の看護師が訪問看護に同行する仕組みが新設され、在宅への移行推進が図られました。また診療情報提供書等の電子的な送受信に関する評価がなされ、ICT化に向けての伏線が敷かれています。2018年のダブル改定では、訪問看護ステーションから提供されるリハビリテーションのあり方、遠隔医療への取り組み、ACP（アドバンス・ケア・プランニング）も含めた在宅看取りの推進、医療的ケア児に対する学校への訪問看護師による訪問等が検討されました。このように、医療機関や地域で働く多くの機関・職種と連携しながら、在宅療養者の意思決定支援や生活を支えていく役割が訪問看護には求められています。

訪問看護と地域の医療・介護施設との連携への期待

訪問看護ステーションは、自宅や居宅だけでなく、図1-1-2に示すような高齢者施設などへの訪問や通所介護施設での看護の提供など、さまざまな場所で訪問看護師が活動できるように整備されてきました。創設当初の役割から訪問看護ステーションの多機能化が進み、地域の中の看護ステーションとしての機能を期待されています。

図 1-1-2 訪問看護事業と施設等との連携

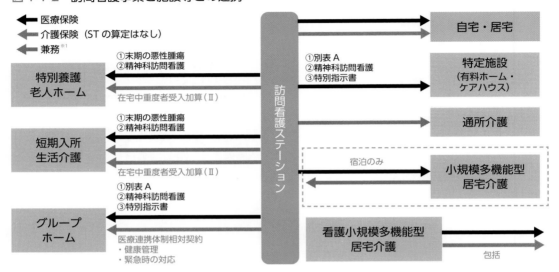

※1　兼務とは、訪問看護ステーションの職員がその他の施設や事業所の職員として勤務できることを言います。従って、その他の施設や事業所で勤務している時間については、ステーションの常勤換算に含まれないことになりますので、注意が必要です。

出典：清崎由美子編著. 明日からできる訪問看護管理 改訂 2 版. メディカ出版，2020，28. を参考に作成

別表A　厚生労働大臣が定める疾病等（平 27 告示 94 号〈利用者等告示〉の四）

○要介護者・要支援者であっても、医療保険で訪問看護が行われる	
末期の悪性腫瘍	多系統萎縮症
多発性硬化症	線条体黒質変性症
重症筋無力症	オリーブ橋小脳萎縮症
スモン	シャイ・ドレーガー症候群
筋萎縮性側索硬化症	プリオン病
脊髄小脳変性症	亜急性硬化性全脳炎
ハンチントン病	ライソゾーム病
進行性筋ジストロフィー症	副腎白質ジストロフィー
パーキンソン病関連疾患	脊髄性筋萎縮症
進行性核上性麻痺	球脊髄性筋萎縮症
大脳皮質基底核変性症	慢性炎症性脱髄性多発神経炎
パーキンソン病（ホーエン・ヤールの重症度分類がステージ三以上であって生活機能障害度がⅡ度又はⅢ度のものに限る）	後天性免疫不全症候群
	頸髄損傷
	人工呼吸器を使用している状態

2 事業所数は右肩あがりだが、毎年 700 事業所が休止・廃止

●法制度・仕組みの必須知識●
地域事情を勘案した維持・発展の方策を考える

　図 1-2-1 の各年の 1 番左側の棒は、訪問看護ステーション稼動数の変遷です。全国訪問看護事業協会では、毎年 4 月に各都道府県の訪問看護事業者指定窓口を通して訪問看護事業所数を調査しています。5,000 カ所でいったんとどまっていた数が、2010 年の診療報酬・介護報酬のダブル改定で在宅医療が推進されたことが、ビジネスチャンスと捉えられて急増し、2020 年 4 月には11,931 カ所になりました。

　急速に増えている訪問看護ステーションですが、同時に廃止や休止の事業所も増えています。図1-2-1 の各年の左から 2 番目の棒は「新規届出数」、左から 3 番目は「廃止数」、一番右の棒は「休止数」です。2019 年度中には 1,376 カ所が新規届出しているのに対して、526 カ所が廃止し、238 カ所が休止しています。廃止や休止の主な理由は、人材不足により常勤換算数の 2.5 人を維持できないこと、大規模化のために複数の事業所が統合していること、母体の病院や施設の看護師不足による異動などです。また、事業所の開設が都市部に集中し、利用者が確保できずに廃止する事業所も出てきています。

　このように、できてはやめるという状態が続くと、訪問看護利用者へ迷惑をかけると同時に訪問看護自体の社会的評価を落とすことにもつながりかねません。一方、都市部では訪問看護ステーションの設置が過剰となり、利用者の取り合いなども起こってきている中、事業所を維持・発展させる方法を考えることは重要です。

図 1-2-1　指定訪問看護ステーション数（全国）・新規届出数・廃止数・休止数

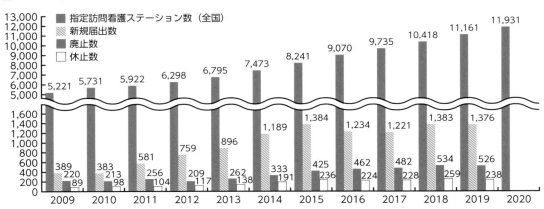

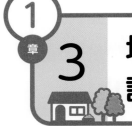

3 地域包括ケアシステムのなかでの訪問看護ステーションの役割

● 法制度・仕組みの 必須知識 ●
地域包括ケアシステムで訪問看護が担う役割を把握する

訪問看護を取り巻く現状は以下の通りです。

①超高齢社会の進展（都市部の急速な高齢化、後期高齢者の増大、独居や高齢者世帯の増大、認知症高齢者の増大）、②多死時代の到来（病院以外での看取りの増大）、③多種多様な年齢、疾患療養者が在宅へ（小児、認知症、精神疾患など在宅療養者の増加）、④住まいの多様化、⑤医療・介護を支える人と社会保障費不足

このような現状の中、厚生労働省は、地域包括ケアシステムの構築を推進してきました。その中で、訪問看護が果たす役割は、以下の通りです。

① 24 時間 365 日切れ目のない医療の実現、②可能な限り医療依存度を高めないための予防的な視点に立った自立支援・重度化防止の介護サービスの提供、③住み慣れた自宅や介護施設、利用者が望む場所での看取りの実施、④多職種がともに学び実践を共有する多職種教育の実施

地域包括ケアシステムとは、「住み慣れた地域で最期まで在宅生活を続けるためのシステム」です（図 1-3-1）。このシステムの中で訪問看護の役割を果たすためには、地域でどのような仕組みを作っていくか、どのように参画するか、どのように貢献するかを、自分たちで考える必要があります。地域包括ケアシステムはシステムではなく、ネットワークであると考えるとわかりやすいでしょう。そこに住む人たちと働く人たちがネットワークをつなげて作るものだからこそ、地域ごとに違って当たり前です。生きている仕組みとして、日々変化し、進化し続けていくものなのです。

図 1-3-1　地域包括ケアシステムのイメージ　※地域包括ケアシステムは、人口 1 万人程度の中学校区を単位として想定

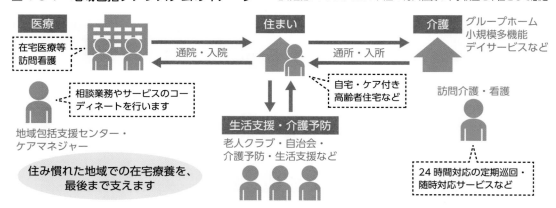

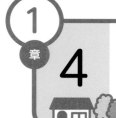

4 チームケアで利用者と家族を支える

● 法制度・仕組みの必須知識 ●
異なる組織の他職種と協働してチームケアを実践することが大切

　在宅での療養生活は多くの職種によるチームケアによって支えられています。訪問看護の提供に際しては、図 1-4-1 に示すように、利用者やその家族を中心にして、主治医、ケアマネジャー、サービス事業者、市町村の保健師などとさまざまな書類をやり取りしたり連絡をしながら連携しますが、病院との違いは、所属の異なる他職種と協働し、チームケアを実践するということです。物理的に離れた事務所で仕事をしている者同士の連絡方法、所属が違う相手への配慮の仕方、守るべき接遇、職種の違いを意識した言葉の使い方（専門用語を避けるなど）など、地域でチームケアを実践するためには多くのことに配慮することが必要です。その中で訪問看護師は、チームを調整する役割を発揮するとともに、利用者とその家族もチームの一員として捉え、希望する生活がかなえられるよう、多職種と連携することが大切です。

　訪問看護師は地域の中で活動しています。地域にはそれぞれの特性があり、時に十分な社会資源がないこともあります。単に訪問看護を利用者に提供するということだけでなく、活動する地域の実情をよく知り、積極的に地域活動に参加し、訪問看護師が発揮できる力を広げていくことも重要です。そのためには、常日頃から地域の関係機関の方々とコミュニケーションをとり、地域で行われる催事に参加するなど、地域住民とも良好な関係を作っておくことが大切です。

図 1-4-1　訪問看護と他機関他職種との連携

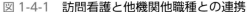
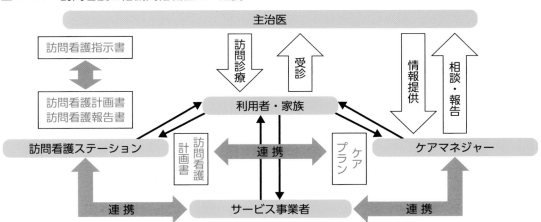

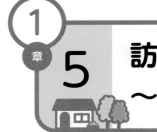

5 訪問看護の魅力と難しさ 〜生活のなかでの看護の提供

1章

● 法制度・仕組みの **必須知識** ●

訪問看護とは、居宅での自立した療養生活を多職種と連携して支えるサービス

　訪問看護とは、「対象者が在宅で主体性をもって健康の自己管理と必要な資源を自ら活用し、生活の質を高めることができるようになることを目指し、訪問看護従事者によって、健康を阻害する因子を日常生活の中から見出し、健康の保持、増進、回復を図り、あるいは疾病や障害による影響を最小限に留める。また、安らかな終末を過ごすことができるように支援する。そのために具体的な看護を提供したり指導をして、健康や療養生活上の種々の相談にも応じ、必要な資源の導入・調整をする」と定義されています（日本看護協会 訪問看護検討委員会, 1990）。

　言い換えると、訪問看護は、看護師などが自宅などの居宅を訪問して行う看護（療養上の世話または必要な診療の補助）で、病気や障害があっても、医療機器を使っていても、住み慣れた地域や居宅で安心して自立した生活ができるように、多くの職種と協働しながら療養生活を支えるサービスです。具体的には表 1-5-1 に示す看護サービスを在宅で提供します。

表 1-5-1　訪問看護サービスの内容

病状の観察	病気や障害の状態、血圧・体温・脈拍等のチェック、異常の早期発見等
療養生活上のケア・指導	清潔（清拭、洗髪、入浴介助等）、食事、排泄等の介助・指導等
薬の相談・指導	薬の作用・副作用の説明、飲み方の指導、残薬の確認等
医師の指示による医療処置	点滴、カテーテル管理、インシュリン注射等
医療機器の管理	在宅酸素、人工呼吸器等の管理等
褥瘡予防・処置	褥瘡防止の工夫や指導、褥瘡の手当て等
認知症・精神疾患のケア	利用者と家族の相談、対応方法の助言等
介護予防	健康管理、低栄養や運動機能低下予防の助言等
家族等への介護支援・相談	介護方法の指導、病気や介護に関する相談、療養環境の整備・福祉用具導入・住宅改修等への助言等
リハビリテーション	拘縮予防や機能回復訓練、日常生活動作の訓練、肺炎予防や摂食・嚥下機能訓練、社会復帰への支援等
ターミナルケア	緩和ケア、終末期を自宅で過ごすための支援、遺族への精神的支援等
在宅移行支援	入院先の医師や看護師等との連携、退院後の在宅療養の準備や指導等

押さえておきたい*ポイント*

訪問看護ならではの魅力と求められる能力

訪問看護師という仕事の魅力

訪問看護は利用者の日常生活の中で看護を提供する

　訪問看護が病院などの施設内看護と大きく違う点は、居宅という利用者の日常生活の中で看護を提供することです。従って、利用者とその家族から受け入れられなければ看護の提供はできません。利用者は患者ではなく生活者であるという視点でそのニーズを把握することが重要で、利用者の身体状況に加え、生活環境や家族環境などの生活上の個別性を十分に理解して看護を提供しなければなりません。利用者がこれまでどのような社会生活を営んできたのか、どのような価値観を持っている人なのか、家族の中でどのような立場や役割を持っているのかなどを踏まえて、利用者や家族と一緒に生活上のニーズをアセスメントし目標を考えます。居宅で、病気や障害に対する治療を継続しているとしても、病気の完治や回復だけが目標ではなく、元の生活に戻ること、または、利用者や家族が望む生活に近づき、その質やQOLを高められることを目標にします。そのためには、訪問看護師は必要かつ十分な情報や選択肢を提供し、利用者自らが主体的に自身の目標を決められる支援をすることが重要です。

訪問看護は利用者との契約のもと、家族も含めた中で看護を提供する

　訪問看護は利用者個人との契約で成り立つサービスです。そして、そこには、介護を担う家族がいて、利用者と一緒に生活を営んでいるので、家族も看護の対象者として対応することが大切です。訪問時にはそこにいるすべての方に声をかけ、家族の健康にも気を配り、心身両面を支えることが在宅生活の継続には不可欠です。また、同居や直接的に介護に関わっている人だけでなく、血縁者でない同居者、遠方にいる血縁者なども意識して、利用者と家族の関係性の中で、何が起こっているのかを捉え、その時々に必要な介入をすることが必要です。ただし、家族の影響が大きいばかりに、利用者本人ではなく、介護者や家族の意見に方針が傾くことも在宅ではありがちです。そのような中において、訪問看護師は中立的な立場を取りつつ、利用者の意思をくみ取り、ときには代弁しながら、利用者の尊厳を守るという基本的な倫理観を忘れてはなりません。

在宅での看護の難しさと魅力

①看護のフィールドは家庭です。療養者および家族主体であること、訪問看護師はそれらを支える援助者であることを強く意識していなければなりません。

②療養者は家庭の中では一定の役割を持つ生活者です。単に疾病や障害に対する援助のみならず、生活支援のための援助や生活に根ざした発想が必要です。

③訪問看護の多くは一人で訪問を実施し、医師が近くにいない中で看護を提供します。看護師としての総合的な知識や能力・判断力が必要です。

④医療設備、器材が不十分な中での看護です。家庭内にあるものを上手に工夫して使用することが必要です。

⑤在宅で行われるリハビリテーションは単なる機能訓練だけでなく、生活関連動作（トイレへ行く、食事をする、入浴する、家事をするなど）へつなげるための具体的な目標のもとに実施する必要

があります。

⑥療養者の日常生活ケアの大部分を担っているのは家族です。介護者の力量に合わせたわかりやすい指導と介護疲労への配慮が大切です。

⑦訪問看護は多くの機関や職種と連携して行われます。各機関、各職種の役割を理解した上で良好なチームワークを組んでいく必要があります。

　上記①～⑦を実践することは、訪問看護の難しさでありつつ、同時に訪問看護の魅力でもあります。「利用者一人ひとりの個別性に合わせて、さまざまな工夫をしながら看護を提供できること」や「その人のために居宅に出向き、その人だけのために時間を使うことができること」などは訪問看護の大きな魅力です。さらに、利用者やその家族の方の多くは人生の先輩です。自分の人生だけでなく利用者の人生に参加させていただき、生き方や知恵を学ぶことができるという"お得"な仕事が訪問看護です。

訪問看護師に求められる能力

　訪問看護を適切に提供するために、訪問看護師には以下のような能力が必要です。

①利用者や家族と信頼関係を築くことができる能力と人間性

　利用者や家族に信頼されなければ家の中には入れてもらえません。また、良好な関係を築くことができなければ訪問は継続できず、効果的なケアもできません。看護師である前に人間的に成熟し、礼儀をわきまえ、人から信頼される人間性が必要です。

②専門職としての熟練した観察力、判断能力

　利用者と家族・医師・訪問看護師間に物理的な距離があるため、見逃しが重大な事故につながる可能性があります。その人の個別性を考慮した上で異常なのか正常範囲なのか、すぐに医師に報告し処置を必要とするのか様子をみていてよいのか、などの判断ができることが必要です。

③安全で確実な看護技術

　利用者や家族は訪問看護師を看護や介護のプロとしてみており、それだけの力量を期待しています。また、医療設備や器材が不十分な中で、安全で確実にしかも単独で処置を行える十分な知識と技術が必要です。

④利用者と家族の主体性・個別性を尊重し、それをもとに看護過程を展開できる能力

　在宅における看護や介護は利用者や介護者との共同作業です。利用者・家族の自己決定を尊重し、看護師はあくまで援助者であるという立場を守り、共感し合いながら看護を続けていくことが重要です。また、利用者の生活歴や家庭内における役割などによって目標や到達度は違ってきます。利用者、家族、訪問看護師の考える目標が一致しないこともあり、計画どおりに進まないかもしれません。「アセスメント・プラン立案・実施・評価」という看護過程の中で無理強いをせず、利用者がその気になるまで待つことや、行動変容するチャンスを逃さないように見守ること、適切な時期にアドバイスをしたり、計画を実行したりする見極めができる力量が必要です。

⑤利用者や介護者にわかりやすく伝えることができる能力と予測能力

　訪問看護師が利用者にかかわるのは24時間の中のほんの一部にすぎず、在宅では、ケアや医療処置の多くを介護者が担っています。利用者や介護者の持っている能力を正しく判断し、できるだけ利用者や介護者のセルフケア能力が高められるよう、説明だけでなく実践の中で指導をしていくことが大切です。また、顕在化している問題だけでなく、潜在的な問題、そこから予測されるさまざまな病態の変化や合併症、あるいは生活上の問題についてどのように対応するのか、どういう状

態になったら医師や看護師に連絡をするのかなどを利用者や介護者にわかりやすく説明し、理解してもらうことが必要です。

⑥コミュニケーション能力

　リハビリテーションを計画的に進め日常生活動作を向上させていくためには、利用者や家族が納得し、意欲を持ってもらう言葉かけが重要です。また、特に終末期の場合、インフォームドコンセントは不可欠であり、利用者へのケアと共に介護者が看取りを受容していく段階ごとの適切なフォローが重要となってきます。苦痛を伴ったり、努力を要する治療が必要な場合は医師の言葉を正しく伝え、意思決定支援と治療への協力を促すことが必要です。そのためには、利用者や家族の訴えを傾聴し、その気持ちに共感した上で、言葉かけをしていくコミュニケーション技術を訪問看護師は身につけておく必要があります。

⑦マネジメント能力

　在宅ケアの現場では看護職だけの援助はありえません。保健・医療・福祉に関係する多機関や多職種の人たちと共に利用者と介護者を支援することで、在宅療養は継続されていきます。その中において、看護職はコーディネーターとしての役割を担うことが求められます。地域にあるさまざまな社会資源やサービスを提供する機関の役割を理解し、組み合わせていくマネジメント能力や調整能力は重要です。また、各関係機関と上手に連携していくためには、常日頃から良い人間関係を保っておくことが大切です。

＊

　以上のように、最初から完璧に何でもこなせる看護師は存在しません。持つべき能力を身につけていこうと努力することが大切です。利用者に慕われている優秀な訪問看護師から学んだり、あるいは利用者や家族の方から育ててもらいながら、時には失敗しても、信頼してもらえる訪問看護師になっていきましょう。

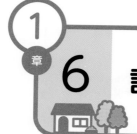

6 訪問看護提供の流れ

1章

● 法制度・仕組みの**必須知識** ●
サービス提供には法で定められた手順がある

　訪問看護を提供するには、図 1-6-1 のような一定の手順が必要です。以下に、それぞれについて説明します。

図 1-6-1　訪問看護提供の流れ

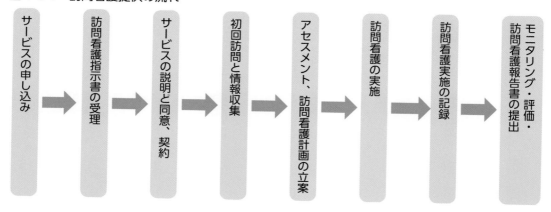

サービスの申し込み → 訪問看護指示書の受理 → サービスの説明と同意、契約 → 初回訪問と情報収集 → アセスメント、訪問看護計画の立案 → 訪問看護の実施 → 訪問看護実施の記録 → モニタリング・評価・訪問看護報告書の提出

①サービスの申し込み

　訪問看護サービスを利用する場合は、在宅療養者や家族が訪問看護ステーションに申し込みをします。申し込みに当たっての依頼者は、本人やその家族、主治医、入院あるいは受診している医療機関の医師・看護師・ソーシャルワーカー、ケアマネジャーなどさまざまです。

②訪問看護指示書の受理

　訪問看護を開始するためには主治医が交付する「訪問看護指示書」が必要です。訪問看護指示書は 5 種類[※1] あり、対象者や状況に応じて必要な訪問看護指示書を交付してもらいます

　※ 1　訪問看護指示書、特別訪問看護指示書、在宅患者訪問点滴注射指示書、精神科訪問看護指示書、精神科特別訪問看護指示書

----

③サービスの説明と同意、契約

　訪問看護の依頼があり、主治医から「訪問看護指示書」が交付されたら、「重要事項説明書」に沿って、サービス内容、営業時間、サービス時間、利用料金、事業所の概要、職員体制などについて説明します。本人または家族の同意を得て、契約書を取り交わします。また、本人または家族の情報をほかの関係機関に伝えたり、カンファレンスなどで利用したりするために「個人情報使用同意書」を取り交わします。

④ 初回訪問と情報収集

　本人や家族との面接と初回訪問により、具体的な情報収集をします。また、主治医や関係機関からも情報を得ます。主疾患、既往歴、感染症の有無、これまでの経過、家族構成（介護者、キーパーソン）、社会的背景、経済状況、ADL や IADL、住環境、保険の種類、介護保険サービスや福祉制度利用の状況などを聞き取り、「訪問看護記録書Ⅰ」に記載します。主治医から説明されている病状などを本人・家族がどう受け止めているか、今後どのような生活を希望するかなどの情報も、利用者を生活の中で支援していくためには重要です。

　次に、本人の状況や希望に応じて、利用回数、利用曜日や時間、看護内容を話し合って決定します。また、「24 時間対応体制加算（医療保険）」または「緊急時訪問看護加算（介護保険）」利用の意向確認、「市町村等への情報提供」の同意を取ります。

⑤アセスメント、訪問看護計画の立案

　収集した情報をもとに十分なアセスメントを行って訪問看護計画を立てますが、このとき、本人のフィジカル面だけでなく生活面や精神面への支援にも配慮します。在宅療養におけるニーズを把握し、そのニーズを満たすための目標を本人や家族と一緒に決め、目標を達成するために提供する看護内容、他の介護サービスとの役割分担などを判断して計画を立てます。その際、本人や家族のセルフケア能力を高める視点を持つことはとても重要です。また、改善や回復だけでなく、現状維持、悪化を最小限にすること、安らかに最期を迎えられることなども目標となり得ます。立案した「訪問看護計画書」は本人や家族の同意を得て主治医に提出します。

　介護保険の訪問看護対象者の場合には、ケアマネジャーが作成したケアプラン（居宅介護サービス計画書）に基づいて訪問看護計画（個別援助計画）を立てます。サービス担当者会議によりサービスを提供する関係機関の担当者全員が利用者のニーズや目標を共有したうえで、それぞれの役割について責任をもって担当します。

⑥訪問看護の実施

　訪問看護計画に基づいて、訪問看護サービスを提供します。単に決められた看護ケアを提供するだけでなく、本人のセルフケア能力を高める働きかけや家族にも目を向けながら看護を提供することが大切です。また、在宅の特徴として、病院のように常に看護師がそばにいたり、すぐに駆けつけたりすることができないため、訪問時には、次の訪問日までに必要な情報や、起こりうるリスクなどの予防方法や緊急時の連絡方法などを伝えることも重要です。

⑦訪問看護実施の記録

　訪問看護実施後は、訪問日、訪問時間、訪問者、バイタルサインや一般状態、訪問看護の内容、次回訪問日などについて「訪問看護記録書Ⅱ」に記載します。記録にはアセスメント内容や新しい情報、介護者の様子なども記載しておくとよいでしょう。いつ、どのような根拠で、誰が何を実施したか、その結果はどうであったかなどの記録により、実践内容の連続性を保つことで、ケアの内容を振り返ることが可能となります。また、訪問時の記録だけでなく、本人や家族からの電話相談、主治医や関係職種との連絡内容などの記録を残しておくことは、情報共有のために必要です。訪問看護記録は、本人や家族の求めがあれば開示し、法的な問題が生じた場合には証拠資料ともなるため、事実を正確に記載する必要があります。

⑧モニタリング・評価・訪問看護報告書の提出

　訪問看護計画内容に沿って、1カ月ごとに評価を行い、訪問看護計画書に評価を記載します。また、1カ月の中で訪問した日、提供した看護内容、本人の状況などを訪問看護報告書として作成し、次月の訪問看護計画書とともに主治医に提出します。事業所内で利用者一人ひとりの看護方法や方針についてカンファレンスを開き、提供している看護の評価・修正を行うなど、担当看護師による評価だけでなく、ほかの看護師や管理者の意見を参考にして、偏りのない評価・修正を行うことが質の高い看護の提供につながります。

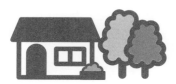

1章 7 訪問看護ステーションの収入源と保険の対象者

● 法制度・仕組みの必須知識 ●
収入源は、主に診療報酬と介護報酬の2種類

　訪問看護ステーションの主な収入源には、医療保険による診療報酬と介護保険による介護報酬があります。サービス提供後にどちらの報酬を受け取るかは、図1-7-1に示すように、利用者が介護保険対象か医療保険対象かによって違ってきます。

図1-7-1　介護保険と医療保険のすみ分け

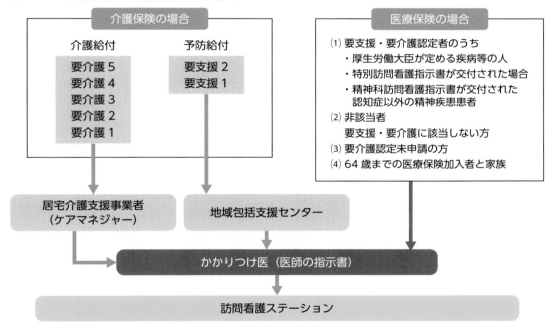

年齢や要介護認定の有無で保険の種類が決まる

介護保険対象の利用者

　介護保険の対象となる利用者は、要介護認定の申請を行い、要介護者または要支援者の認定を受け、主治医が訪問看護の必要性を認めた人（訪問看護指示書の交付）です。要介護1～5の認定者はケアマネジャーが、要支援1～2の認定者は地域包括支援センター職員（居宅介護支援事業所に委託する場合もある）がマネジメントして、訪問看護の利用が始まります。

　なお、要介護認定の申請ができるのは次のように決められています。

①第1号被保険者（65歳以上）

②第2号被保険者（40歳以上65歳未満）で「要介護状態の原因である身体上または精神上の障害が加齢に伴って生ずる心身の変化に起因する特定疾病[1]」がある人

※1　加齢に伴う特定疾病

①がん【がん末期】、②関節リウマチ、③筋萎縮性側索硬化症、④後縦靱帯骨化症、⑤骨折を伴う骨粗鬆症、⑥初老期における認知症【アルツハイマー病、血管性認知症、レビー小体病等】、⑦進行性核上性麻痺、大脳皮質基底核変性症及びパーキンソン病【パーキンソン病関連疾患】、⑧脊髄小脳変性症、⑨脊柱管狭窄症、⑩早老症【ウェルナー症候群等】、⑪多系統萎縮症【線条体黒質変性症、シャイ・ドレーガー症候群、オリーブ橋小脳萎縮症】、⑫糖尿病性神経障害、糖尿病性腎症及び糖尿病性網膜症、⑬脳血管疾患【脳出血、脳梗塞等】、⑭閉塞性動脈硬化症、⑮慢性閉塞性肺疾患【肺気腫、慢性気管支炎、気管支喘息、びまん性汎細気管支炎】、⑯両側の膝関節又は股関節に著しい変形を伴う変形性関節症

医療保険対象の利用者

　医療保険の対象となる利用者は、介護保険未申請、介護認定非該当、40歳未満で、主治医が訪問看護の必要性を認めた人（訪問看護指示書の交付）です。また、介護保険の要支援・要介護者で一定の条件に該当する人[2]は医療保険の訪問看護対象者となります。

※2　要支援・要介護者で医療保険の訪問看護対象者

①厚生労働大臣が定める疾病等（下記）の人

　末期の悪性腫瘍、多発性硬化症、重症筋無力症、スモン、筋萎縮性側索硬化症、脊髄小脳変性症、ハンチントン病、進行性筋ジストロフィー症、パーキンソン病関連疾患［進行性核上性麻痺、大脳皮質基底核変性症、パーキンソン病（ホーエン・ヤールの臨床的重症度分類のステージ3以上かつ生活機能障害度がⅡ度またはⅢ度のものに限る）］、多系統萎縮症（線条体黒質変性症、オリーブ橋小脳変性症、シャイ・ドレーガー症候群）、プリオン病、亜急性硬化性全脳炎、後天性免疫不全症候群、ライソゾーム病、副腎皮質ジストロフィー、脊髄性筋萎縮症、球脊髄性筋萎縮症、慢性炎症性脱髄性多発筋炎、頚髄損傷及び人工呼吸器を使用している状態

②急性増悪等により一時的に頻回の訪問看護が必要であると主治医が認めた人

　→主治医が「特別訪問看護指示書」を発行した日から14日以内

③精神疾患を有する利用者またはその家族等に対して、精神科を標榜する保険医療機関の精神科を担当する主治医からの精神科訪問看護指示書に基づき訪問看護を行った場合（認知症除く）

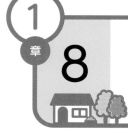

8 訪問看護ステーションの収入源〈介護保険〉

● 法制度・仕組みの**必須知識** ●
介護報酬は基本報酬と各種加算から成る

　介護保険による報酬は「介護報酬」といい、介護給付と予防給付に分かれ、訪問看護費と各種加算で構成されています。介護報酬は「○○単位」で表され、1 単位の単価は、訪問看護事業所の所在地により区分された級地によって地域区分が 8 種類に分かれます。介護報酬は 3 年ごとに改定が行われます。

図 1-8-1　介護保険の支払いの流れ

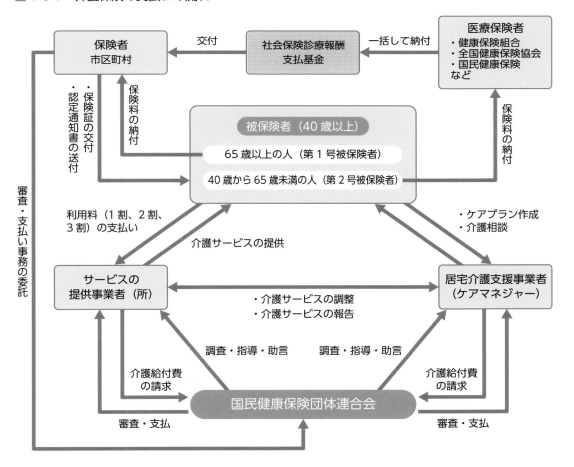

サービス提供の翌月に請求を行い、請求月の翌月に報酬が支払われる

介護報酬の請求方法（図 1-8-1）

　介護保険の訪問看護に要する費用は訪問看護費として、1月（暦月）単位で、「介護給付費請求書」と「介護給付費明細書」により、訪問看護サービスを提供した翌月の1日～10日までに請求を行います。訪問看護費の請求先は市町村の保険者ですが、介護報酬の審査・支払いの事務処理は、市町村の委託を受けた都道府県の国民健康保険団体連合会（国保連）が行います。介護保険対象者の場合、地域包括支援センターの職員やケアマネジャーが、サービス事業者からの実績報告を受け、毎月、「給付管理票」を作成します。給付管理票は、国保連に提出され、訪問看護ステーションが提出した介護給付費明細書と突き合わされて、介護給付額が決定します。

　審査後、請求月の翌月に報酬が支払われます。支払いを受ける権利は2年間有効なので、請求し忘れた報酬については、2年までであれば請求が可能です。ただし、誤請求の返戻（請求内容が不適切な場合に請求書などが戻されること）は5年間となっていますので、請求関係の資料は最低5年間保管しておく方がよいでしょう。

利用者負担金

　利用者は、訪問看護サービスを受けると、訪問看護ステーションに利用料として負担金を支払います。介護保険の利用者負担金は、かかった費用の1～3割です。

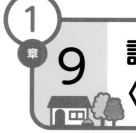

9 訪問看護ステーションの収入源〈医療保険〉

● 法制度・仕組みの必須知識 ●

診療報酬は、訪問看護基本療養費・精神科訪問看護基本療養費・訪問看護管理療養費・各種加算・その他の療養費から成る

　医療保険による報酬は「診療報酬」といい、訪問看護基本療養費・精神科訪問看護基本療養費・訪問看護管理療養費・各種加算・その他の療養費で構成されています。訪問看護ステーションの診療報酬は「○○円」で表され、2 年ごとに改定が行われます。保険のしくみと支払いの流れは図1-9-1 のとおりです。

図 1-9-1　医療保険のしくみと支払いの流れ

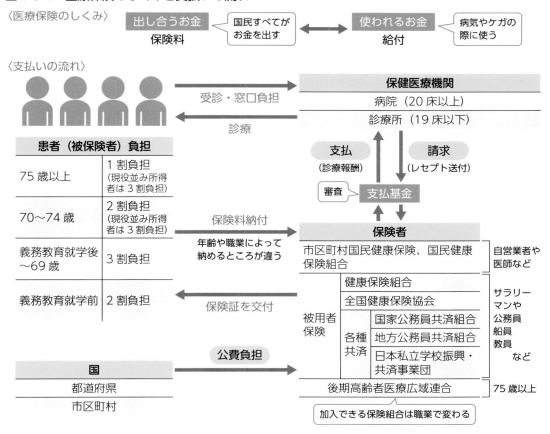

サービス提供の翌月に請求を行い、請求月の翌月に報酬が支払われる

診療報酬の請求方法（図 1-9-1 参照）

　医療保険の訪問看護に要する費用は訪問看護療養費として、1 月（暦月）単位で、「訪問看護療養費請求書」と「訪問看護療養費明細書」により、訪問看護サービスを提供した翌月の 1 日〜10 日までに請求を行います。訪問看護療養費の請求先は、保険者や後期高齢者医療広域連合ですが、支払いを審査支払機関に委託しているため、請求書の提出先は、訪問看護事業所所在地の都道府県の社会保険診療報酬支払基金（被用者保険の被保険者・被扶養者の場合）または都道府県の国民健康保険団体連合会（国民健康保険または後期高齢者医療の被保険者）です。

　審査後、請求月の翌月に報酬が支払われます。支払いを受ける権利は 2 年間有効なので、請求し忘れた報酬については、2 年までであれば請求が可能です。ただし、誤請求の返戻は 5 年間となっていますので、請求関係の資料は最低 5 年間保管しておく方がよいでしょう。

利用者負担金

　利用者は、訪問看護サービスを受けると、訪問看護ステーションに利用料として負担金を支払います。医療保険の場合は「基本利用料」と「その他の利用料」の 2 種類について支払います。「基本利用料」は、通常の指定訪問看護に対する基本的な利用料で、利用者の加入する医療保険と所得額に応じて 1〜3 割を支払います。「その他の利用料」は、通常の指定訪問看護以外の訪問看護などに対する利用料で、利用者が希望する時間外や営業日以外などの訪問看護に対する「差額費用」と、指定訪問看護以外のサービスに対する「実費負担」の 2 種類があります[1]。

※ 1　その他の利用料（事前に文書で説明し、同意を得る必要がある）

【差額費用：訪問看護ステーションが定める額を支払う】

①訪問看護の平均的な時間（1 時間 30 分）を超える訪問看護［＊長時間訪問看護加算・長時間精神科訪問看護加算を算定する日は除く］

②訪問看護ステーションが定める営業日以外の訪問看護

③訪問看護ステーションが定める営業時間以外の訪問看護［＊夜間・早朝訪問看護加算、深夜訪問看護加算を算定する日は不可］

【実費負担：実費相当額を支払う】

①訪問看護に係る交通費　②おむつ代等の日常生活上必要な物品の費用　③指定訪問看護と連続して行われる死後の処置料

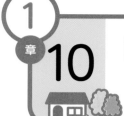

10 訪問看護ステーションの収入源〈公費負担医療制度・医療給付制度〉

法制度・仕組みの必須知識

使う利用者が多い公費負担医療制度には優先順位がある

　訪問看護ステーションのサービスに対する報酬は、8 節と 9 節で説明した診療報酬と介護報酬が基本になりますが、医療機関や訪問看護ステーションなどを利用した場合の医療費の患者負担を軽減するために法律で規定されている「公費負担医療制度」を利用する利用者も多くいます。訪問看護ステーションが取り扱う主な公費負医療担制度は、国による補償的性格の給付、社会福祉的性格の給付、難病の治療、研究給付があります（表 1-10-1）。各制度により公費負担の範囲、指定訪問看護機関としての手続き等は異なります。また、公費負担医療制度には優先順位があるので、利用する際は確認しましょう。これらの制度以外に、都道府県や市町村独自の医療費助成をしていることがあります。

表 1-10-1　訪問看護に関連する主な公費負担医療制度

目的	根拠法等	医療給付名	給付率（原則）
国家補償的意味を持つ給付	戦傷病者特別援護法　　第 10 条 同法　　　　　　　　　第 20 条	療養の給付 更生医療	10 割 10 割
	原子爆弾被爆者の援護に関する法律第 10 条 同法　　　第 18 条	認定疾病医療 一般疾病医療	10 割 保険の残り分
社会福祉的意味を持つ給付	障害者の日常生活及び社会生活を総合的に支援するための法律（障害者総合支援法）第 5 条	精神通院医療 更生医療 育成医療	9 割＋負担上限月額を控除した額（保険優先）
	児童福祉法第 19 条の 2	小児慢性特定疾病医療支援	8 割＋負担上限月額を控除した額（保険優先）
	生活保護法第 15 条	医療扶助	保険の残り分
難病の治療、研究を目的とする給付	難病の患者に対する医療等に関する法律（難病法）第 5 条	特定医療	8 割＋負担上限月額を控除した額（保険優先）
	特定疾患治療研究事業実施要綱	医療費	保険の残り分
	先天性血液凝固因子障害等治療研究事業実施要綱	医療費	保険の残り分

出典：訪問看護業務の手引　令和 2 年 4 月版．社会保険研究所，160．を参考に作成

押さえておきたい*ポイント*

医療保険制度以外の医療給付制度もある

　医療保険制度以外の医療給付制度として、業務上または通勤上の災害によって負傷、病気、障害を負った場合に必要な保険給付を行う労働者災害補償制度（労災保険）と公害による健康被害に係る損害を補う公害健康被害補償制度があり、そのほかに自動車損害賠償責任保険を使える場合もあります（表 1-10-2）。

表 1-10-2

根拠法	医療給付名	給付内容
労働者災害補償保険法第 13 条	療養補償給付（必要な治療などが受けられる）	訪問看護療養費、基本利用料
公害健康被害の補償等に関する法律第 19 条	療養の給付（必要な治療などが受けられる）	訪問看護療養費、基本利用料、時間外等の訪問看護の差額費用
自動車損害賠償保障法	−	看護料として訪問看護に要した費用が支払われる

出典：訪問看護業務の手引　令和 2 年 4 月版. 社会保険研究所, 171. を参考に作成

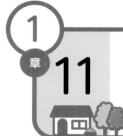

11 訪問看護ステーションの人員、設備、運営の基準

1 章

● 法制度・仕組みの必須知識 ●

運営基準の順守は必須

　訪問看護事業は、在宅で生活する高齢者や療養者を支援して、心身機能を維持回復できるようにすることを目的としています。そのためには、適切で円滑な運営を図る必要があり、介護保険法および健康保険法において、事業の人員、設備、運営に関する基準が設けられています（表 1-11-1）。訪問看護ステーションを開設する際には、以下の基準を満たすよう整備しましょう。

表 1-11-1　管理者の責務

健康保険法　人員及び運営に関する基準第 20 条	管理者に係る責務
1. 指定訪問看護ステーションの管理者は、指定訪問看護ステーションの従事者の管理及び指定訪問看護の利用の申し込みにかかる調整、業務の実施状況の把握、その他の管理を一元的に行うものとする。 2. 指定訪問看護ステーションの管理者は、当該指定訪問看護ステーションの従事者に規定を遵守させるため必要な指揮命令を行うものとする。	・職員の管理、適切な訪問看護への配慮 ・衛生管理 ・適切な訪問看護の実施に対する必要な管理 ・訪問看護計画書、報告書の管理 ・以下の「職員に係る責務」の管理 　適切な看護を行うための主治医との連携 　訪問看護計画書、報告書の作成（准看護師には責務なし） 　緊急時の主治医への連絡等必要な措置 　業務上知り得た秘密の保持

2.5 人以上の看護職員が必須
管理者は、管理業務をメインに行う常勤職員

人員基準

訪問看護ステーションの人員基準は、従事者と管理者で、以下のように定められています。

〈従事者〉

保健師・看護師・准看護師（常勤換算で 2.5 人以上）

理学療法士・作業療法士・言語聴覚士

助産師（健康保険法の訪問看護のみ）

※看護師職員との同行で訪問できる従事者：看護補助・精神保健福祉士（精神科訪問看護のみ）

〈管理者〉

看護師または保健師

助産師（健康保険法の訪問看護のみ）

常勤専従で、適切な訪問看護を行うために必要な知識や技能を有する者

人員基準では、看護職員（保健師、看護師または准看護師）を常勤換算で 2.5 人以上配置し、そのうち 1 人は常勤職員でなければなりません。常勤換算とは、『週の総労働時間をその事業所の常勤職員の所定労働時間（週 32 時間を下回る場合は時間）で除して得た非常勤看護職員の人数』を『常勤看護職員の人数』に加えた数値です。理学療法士、作業療法士、言語聴覚士を必要に応じて配置することが可能ですが、常勤換算には含めません。看護補助者・精神保健福祉士（精神科訪問看護のみ）は看護師職員との同行の訪問看護のみに従事することができます。

管理者は保健師または看護師でなければならず、もっぱら管理の職務に従事する常勤でなければなりません。ただし、管理上の支障がない場合は同一事業所内のほかの職務、または同一敷地内のほかの事業所の職務との兼務が認められます。管理者は、適切な訪問看護を行うために必要な知識や技能を有する者であり、職員の管理や適切な訪問看護の実施に関する管理、衛生管理、訪問看護計画書・報告書の管理など、表 1-11-1（前ページ）に示すような責務があります。

設備基準と運営基準

管理者は、事業所の長として、人員基準を遵守・管理するとともに、設備基準を守り、運営基準に沿って事業を運営していくことが求められます。

〈設備に関する基準〉

訪問看護ステーションには、事業運営を行うために必要な広さを有する専用の事務室を設け、訪問看護提供に必要な設備・備品を備える必要があります。ただし、同一敷地内にほかの事業所が併設されている場合は、必要な広さの専有区画を設ければよく、備品などは共用可能です。

〈運営に関する基準〉

訪問看護事業は、表 1-11-2 に示す「運営に関する基準」に従って運営を行います。

表 1-11-2　運営に関する基準

介護保険法	健康保険法
サービス提供困難時の対応	内容及び手続きの説明及び同意
居宅介護支援事業者等との連携	提供拒否の禁止
利用料等の受領	提供困難時の対応
指定訪問看護の基本取扱い方針	受給資格の確認
指定訪問看護の具体的取扱い方針	心身の状況等の把握
主治の医師との関係	保健医療サービス提供者等との連携
訪問看護計画書及び訪問看護報告書の作成	身分を証する書類の携行
同居家族に対する訪問看護の禁止	利用料
緊急時等の対応	指定訪問看護の基本取扱い方針
運営規程	指定訪問看護の具体的取扱い方針
記録の整備	主治の医師との関係
内容及び手続きの説明及び同意	訪問看護計画書及び訪問看護報告書の作成
提供拒否の禁止	利用者に関する市町村への通知
受給資格の確認	緊急時等の対応
要介護認定の申請に係る援助	管理者の責務
心身の状況等の把握	運営規程
法定代理受領サービスの提供を受けるための援助	勤務体制の確保等
居宅サービス計画に沿ったサービスの提供	衛生管理等
居宅サービス計画等の変更の援助	掲示
身分を証する書類の携行	秘密保持等
サービス提供の記録	広告
保険給付の請求のための証明書の交付	苦情処理
利用者に関する市町村への通知	事故発生時の対応
勤務体制の確保等	会計の区分
衛生管理等	記録の整備
掲示	報告事項
秘密保持等	
広告	
居宅介護支援事業者に対する利益供与の禁止	
苦情処理	
地域との連携	
事故発生時の対応	
会計の区分	
管理者の責務	

12 事業を牽引する 経営理念・事業理念

理念の有無は判断や、モチベーションにも影響する

訪問看護ステーションを開設するためには、地方公共団体や医療法人あるいは社会福祉法人等の法人がその事業者になりますが、事業を行うにあたっては、法人の経営理念と事業理念を持つことが大切です。以下に、その意義、策定、活用について説明します。

理念の意義・重要性

経営理念・事業理念とは、法人や事業の目指す方向や、存在意義を表したもので、経営理念は法人全体の理念、事業理念は法人が営む事業についての理念です。理念の意義は大きく3つあります（図1-12-1）。

①組織の軸をつくる

理念が組織の中に浸透することによって、スタッフが行動する際の判断基準や行動規範にもなります。「この法人・事業は何のために存在しているのか」「法人・事業の目指すべき方向は何か」を明確にし、理念として明文化しておくことで、スタッフが判断に迷ったときや、困難に陥ったときに、自分自身が置かれている立場や取り組むべき業務を振り返る指針となり、事業として目指すケアへと行動することが容易になります。

②スタッフのモチベーションの維持・向上

日々の業務だけでは自分の行っていることが社会・地域にどれほど貢献しているのか、実感できない人も多いでしょう。理念を共有することで、社会・地域に役に立つ仕事をしているという誇りがスタッフの中に生まれ、意欲の向上が期待できます。さらには、理念が明確になっていることにより、その想いに共感する優秀な人材の採用につながるケースもあります。

③社会・地域からの信頼を得る

理念を外にも発信することにより、スタッフのみならず、社会・地域の人たちに対しても、法人・事業の目指す方向や存在意義を示すことができます。これは、社会・地域の人たちからの信頼を得ることにつながります。

図 1-12-1 　理念の 3 つの意義

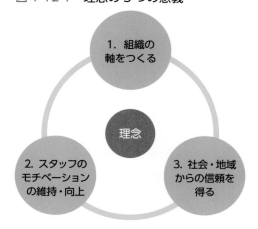

4 つの要素から理念を策定する

　一般的に、経営理念・事業理念は、法人や事業所設立の際に、設立者が事業に寄せる思い・決意・社会的使命を考えながら決めていきますが、すでにある理念が明確でなかったり、スタッフや地域にとって理解しにくかったり場合は、内容を見直すのもよいでしょう。

理念策定の 4 つの要素

　理念を策定する際は、「Mission（使命・存在意義）」「Vision（目指す姿・目標）」「Value（判断基準・価値観）」「Way（行動指針）」の 4 つの要素を重視します。

① Mission（使命・存在意義）

　法人・事業がどんな目的のために存在し、何を成し遂げるのかを表すものです。

② Vision（目指す姿・目標）

　事業を続けていくことで実現を目指す、将来の法人や事業の目指す姿を表したものです。「将来はこんな法人・事業所でありたい」という具体的な夢を語ります。

③ Value（判断基準・価値観）

　Mission（使命・存在意義）を体現していくにあたって、重要なこと、判断や行動の基礎となるものです。

④ Way（行動指針）

　Mission（使命・存在意義）を体現していくにあたって、Value（判断基準・価値観）に基づき、どのような行動をとっていくのかを具体的に表したものです。

　経営理念・事業理念は策定することが目的ではありません。スタッフにしっかり根づいてこそ、存在意義があります。そのためには、スタッフと一緒に作り上げることが有効です。また、理念は誰にでもわかりやすいものにすることも大切です。「難しくて意味がわからない」というものでは浸透しづらく、意味がありません。誰にでもわかりやすく共感されやすい言葉を選ぶようにします。また、理念は、一度作れば終わりということではなく、法人・事業が地域から求められる役割や時代の変化、スタッフの状況から振り返り、見直しをすることが大切です。

理念を活用した運営

　経営理念・事業理念は、個々の事業所の「価値観」ともいえるものです。スタッフ、利用者・家族、地域に浸透させる必要があり、さまざまな場面で理念を活用します（図 1-12-2）。

スタッフに対する理念の活用

　採用面接、入職時のオリエンテーション、新人研修、日々の業務、スタッフ研修、人材育成、各種会議、カンファレンス、組織づくり、地域行事への参加など、理念をあらゆる場面で活用します。

　理念のもたらす効果としては、まず、理念を共有することでスタッフが同じ方向を向くことができるということが挙げられます。利用者への対応に迷ったときなども、理念に立ち返ることで進むべき方向が見えることもあります。また、理念は多職種での協働の「共通言語」ともなり得ます。理念を通じて、互いの専門性を尊重することが可能です。そして、理念に共感して入職したスタッ

フは、離職せずに長期間勤務する傾向があります。

利用者・家族に対する理念の活用

　理念が気に入ったからと利用に至る場合もあります。利用者や家族が訪問看護の利用を決めるときに、理念は大きな役割を果たします。例えば、退院前カンファレンスなどでは退院後のサービスを検討することがあります。訪問看護というサービスの概要とともに理念についても説明することで、利用者や家族が「自分たちにとって最善のサービスは何か」について検討する際のサポートになります。また、事業所の理念を契約前に説明することにより、家族にも理解が得られやすくなります。さらに、理念の共有に利用者や家族が加わることで、「利用者、家族、スタッフが同じ方向を向くことができる」という理想的な環境が実現できます。

地域に対する理念の活用

　訪問看護には、「住み慣れた地域で最期まで暮らしたいという思いに応える」という社会的使命があります。しかし、訪問看護で何をしてくれるのか、訪問介護と何が違うのかなど、地域住民にとって、訪問看護サービスの認知度はまだまだ低いのが現状です。理念は、訪問看護事業の「魂」のようなものであり、パンフレットやホームページだけではなく、地域住民や関係機関での説明会、地域連携会議、広報誌などでも重ねて発信していくことで、地域における訪問看護の存在意義を周知していくことにもなります。

図 1-12-2　対象ごとの理念の活用場面

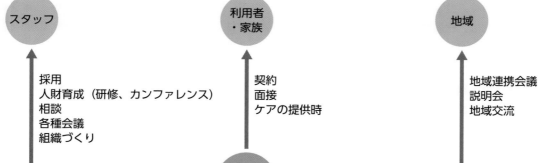

出典：令和元年度老人保健健康増進等事業　看護小規模多機能型居宅介護事業所の管理者に求められる実践的管理手法の開発と研修に関する事業「看護小規模多機能型居宅介護　看多機管理者のための経営・マネジメントの手引き 2020 年 2 月 29 日発行（一般社団法人全国訪問看護事業協会）」より改変

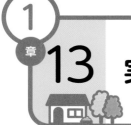

13 実地指導と指定取り消し

● 法制度・仕組みの 必須知識 ●
適正な事業の実現のため行政が指導を行う

　訪問看護の仕組みや運営は、訪問看護制度によって定められており、訪問看護事業所は、この制度を遵守した上で管理・運営を行います。制度管理の適正化とよりよいケアの実現を目的として、厚生労働省や都道府県、区市町村は指導を実施することが法令で定められています（表 1-13-1）。

　介護保険法では、都道府県または市町村が実施する介護保険施設等の指導監督に、指導と監査があります。指導は、集団指導「介護保険法の趣旨や目的の周知、指定事務や介護報酬請求事務の説明等を講習で実施するもの」と、実地指導「介護給付等に関して必要があると認められるときに都道府県が、また保険給付に関して必要があると認められるときには市町村が、各事業所で実施するもの」の 2 つがあります。監査は、指定基準違反や不正請求等が疑われるとき、その確認及び行政上の措置が必要であると認められる場合に、介護保険法第 5 章の規定に基づいて行われます。

　実地指導や監査で指導された事項が改善されない場合や、違反内容によっては、事業停止や指定取り消しの措置を受けることになります。

表 1-13-1　実地指導に関する法令

介護保険による訪問看護	介護保険法第 23 条	市町村は、保険給付に関して必要があると認めるときは、当該保険給付を受ける者若しくは当該保険給付に係る居宅サービス等、地域密着型サービス、居宅介護支援、施設サービス、介護予防サービス、地域密着型介護予防サービス若しくは介護予防支援を担当する者若しくは保険給付に係る第 45 条第 1 項に規定する住宅改修を行う者またはこれからの者であった者に対し、文書その他の物件の提出若しくは提示を求め、若しくは依頼し、または当該職員に質問若しくは照会させることができる。
	介護保険法第 24 条	厚生労働大臣又は都道府県知事は、介護給付等に関して必要があると認めるときは、居宅サービスに関し、報告若しくは当該居宅サービス等の提供の記録、帳簿類その他の物件に提示を命じ、又は当該職員に質問させることができる。
医療保険による訪問看護	健康保険法第 91 条	指定訪問看護事業者及び当該指定に係る訪問看護事業所の看護師その他の従業者は、指定訪問看護に関し、厚生労働大臣の指導を受けなければならない。
	国民健康保険法第 54 条の 2 の 2	指定訪問看護事業者及び当該指定に係る事業所の看護師その他の従業者は、指定訪問看護に関し、厚生労働大臣又は都道府県知事の指導を受けなければならない。
	高齢者の医療の確保に関する法律第 80 条	指定訪問看護事業者及び当該指定に係る事業所の看護師その他の従業者は、指定訪問看護に関し、厚生労働大臣または都道府県知事の指導を受けなければならない。

押さえておきたい*ポイント*

日頃から遵守の意識をもって確認する

　確認と指導の目的は、人員配置や施設整備、書類管理や報酬算定要件など、事業運営が制度を遵守したうえで実施されているかをみることです。訪問看護制度に関する各種通達や、各都道府県や市区町村で実施される集団指導を参考に、常に遵守できているか意識して確認していくことが重要です。実地指導で指導頻度の高い事項の一部を、表 1-13-2 に整理しました。

表 1-13-2　よく指導される事項の一部

人員に関する基準	・保健師、看護師または准看護師を常勤換算方法で 2.5 人以上配置すること。 ・看護職員のうち 1 名が常勤でなくてはならない。管理者は保健師又は看護師の常勤を置かなければならない
設備に関する基準	・運営に必要な広さを有する専用の事務室を設ける ・プライバシー保護に配慮した面談スペースの確保 ・感染症予防に必要な設備等の配慮
運営に関する基準	・運営規定や重要事項説明書、契約書の内容と実際。　重要事項説明書の事業内掲示の未実施。 ・緊急時訪問看護加算や特別管理加算など、加算に関すること、また個人情報使用に関することの説明の未実施と契約書での同意確認の未実施 ・主治医からの指示を文書で受けることなく訪問看護を実施していた、又は指示書の内容と訪問看護内容が異なる ・訪問看護の提供に関する記録の整備 ・訪問看護報告書、訪問看護計画書を作成していない ・訪問看護計画書の同意を利用者から得ていない ・居宅介護計画の内容と訪問看護計画に相違がある、又は内容が不十分 ・職員の定期健診の未実施
費用算定に関する基準	・各種加算の算定要件の遵守：複数名や長時間・緊急時訪問看護加算、特別管理、ターミナルケア、退院時共同指導、初回、看護・介護連携強化、看護体制強化、サービス提供体制、特別地域訪問看護などの算定要件を満たしていないにもかかわらず算定している

訪問看護ステーション
を開設する

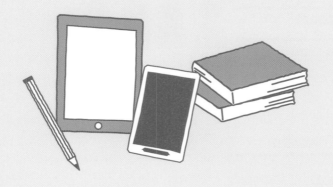

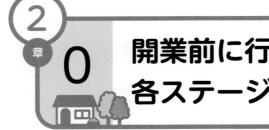

開業前に行っておきたい、各ステージの準備のチェック

理想だけでは運営はうまくいかない

　看護師という資格を活かして起業する場合、まず、頭に思い浮かぶのが訪問看護ステーションでしょう。

　かつて、起業は大会社を想定した法律となっていたため、さまざまな条件のハードルが高いものでした。しかし、2006年の新会社法の施行により、資本金1円から株式会社を設立できるようになるなど、中小規模の会社の企業がしやすくなりました。こうした追い風的な社会的状況があり、また、訪問看護ステーションの開設自体も、そう難しいものではありません。また、医療保険、介護保険という制度に基づいて実施する事業のため、安定しているようにも思えます。

　こうした理由からか、訪問看護ステーションの事業所数は2010年から右肩上がりとなっています。しかし、一方で見逃せないのが、毎年、新規届出数の約半分のステーションが休止・廃止をしていることです（1章2、p13参照）。

　休止・廃止の理由には、それぞれの事情があると思いますが、上記のような理由から、安易な考えで始めてしまい、そのうちに経営が行き詰まるケースが少なからずあることも確かです。訪問看護ステーションは地域包括ケアシステムの要とも言われ、数が足りないとも言われています。それは事実ですが、都心部では事業所数の過剰からの競争があったり、地方では、点在する利用者を訪ねるため訪問の効率が悪いなど、難しい現実があります。それぞれの地域事情にあわせ、どのようなケアを提供したいのか・するのかといったことも含めた経営戦略が、現在の訪問看護ステーションには求められます。

　経営戦略と聞くと構えてしまう向きもあるかもしれませんが、事業として成り立ってこそ、自分のやりたい看護が実践でき、ひいてはそれが、利用者の役に立つことにもつながります。いくら高邁な理想があっても、拠って立つ基盤がなければ実践のしようがありません。

　本書では、せっかくの思いと努力が水泡に帰さぬようにするために、ここだけは知っておきたいという経営・運営のポイントをまとめています。ぜひ、まずは右のチェックリストを行ってみて、足りないと感じた部分があれば、矢印で示したページを開いて当該項目を読んで参考にしてください。

開設までの大まかな流れと開業前のチェックリスト

1. 開設目的、方針、提供したいケアのイメージを明確にする

↓

2. 市町村介護保険計画を把握し、市町村の担当者に相談する

↓

3. 法人設置、開設資金確保、開設場所・スタッフの確保等、具体的準備を始める

↓

4. 指定申請

↓

5. 書類整備、物品準備、関係機関・地域住民への挨拶等、事業開始の準備をする

↓

6. 事業開始

1	訪問看護事業の目的、理念は明確か	☐	→ p42
2	どんなステーションにしたいのか、ステーションの強み・特徴を把握しているか	☐	→ p44
3	高齢者人口はどのくらいか、開業地域に自分の目指す看護のニーズがあるかなど、開業の候補地域のマーケティングを行ったか	☐	→ p45
4	メリット、デメリットに鑑み、法人の形態を吟味したか	☐	→ p56
5	コストが高すぎないか、目指すケアができそうか、スタッフは通いやすいか、災害マップでのリスク確認など、立地条件を十分吟味したか	☐	→ p96
6	助成金などの融資制度の情報収集を行ったか	☐	→ p63
7	説得力のある事業計画書を作成できたか	☐	→ p67
8	収支計画に基づいて事業の見通しを立てたか	☐	→ p67
9	開業資金は十分か、自己資金の借入金のバランスに無理はないか	☐	→ p61
10	どのような人材を採用したいか、事業所に必要な人物像を描けているか	☐	→ p78
11	人員基準を満たすだけでなく、少ない人数で過度な業務負担に陥らないよう必要なスタッフ数は確保できたか	☐	→ p76
12	人員基準は満たしているか、開設後に人員基準を満たせなくなった場合にすぐに確保できるよう、さまざまな手段を検討しているか	☐	→ p80
13	事業運営に必須の書類は準備したか	☐	→ p58
14	移動手段は確保できているか	☐	→ p99
15	自動車で訪問する場合の保険は加入したか	☐	→ p99
16	訪問看護ステーションの共済保険の加入は済んでいるか	☐	→ p99
17	訪問看護に使用する物品は十分に確保できたか	☐	→ p99
18	開業地域の関係機関へのあいさつ周りのリストは作成したか	☐	→ p108

どんなステーションをつくるか
①理念・目的・方針を明確にしておく

ステーションは共通目標に向かって動く"組織"

　訪問看護事業は、基準を満たしたものとして都道府県知事等から指定を受けた事業者が行うことができます。指定を受けるための要件は、①申請者が法人であること、②人員の基準を満たすこと、③設備・運営の基準に従い適正な運営ができることです。この要件を満たした訪問看護ステーションとは、訪問看護を行う事業所であり、組織です。『組織』とは、デジタル大辞泉には、「一定の共通目標を達成するために、成員間の役割や機能が分化・統合されている集団」と記されています。その共通目標が、事業所の理念・目的・方針であり、一定の共通目標を達成するためには、事業所の理念・目的・方針を明確にし、管理者、スタッフに関係なくその事業所（組織）で働くものが共有し、何のために訪問看護を提供するのかを明らかにするものです。『理念』とは、その組織の存在意義や社会的使命などであり、組織がどうあるべきかという最も根本となる考え方です。『目的』とは、組織の成員が実現しようと目指す事柄です。『方針』は、目的を達成する方法や姿勢です。理念、目的、方針を共有することにより、組織に一体感が生まれます。図 2-1-1A は、訪問看護ステーションの理念、行動指針の例です。

図 2-1-1A　**訪問看護事業の理念・行動指針の例**

浜松地区聖隷訪問看護

理念
私たちは、助けを必要とするいかなる人にも手を差しのべ、
感謝と謙虚さを忘れず、訪問看護を通して地域に貢献します。
行動指針
　Ⅰ．私たちは、訪問看護を必要とする方に迅速に丁寧に対応します。
　Ⅱ．私たちは、専門職として倫理と誇りを持ち最高の技術を提供するために、学び続けます。
　Ⅲ．私たちは、利用者家族に寄り添い、利用者を主人公として自己決定を支援します。
　Ⅳ．私たちは、地域の課題に積極的に関わり、多職種とともに解決に取り組んでいきます。
　Ⅴ．私たちは、共に研鑽し、成長できる職場風土を大切にします。

2017
社会福祉法人 聖隷福祉事業団
浜松地区訪問看護ステーション

出典：全国訪問看護事業協会 訪問看護新任管理者研修会. 尾田優美子氏資料, 2020.

人数に応じた、理念・目的・方針を共有する工夫が必要

　訪問看護ステーションは、制度上 2.5 人の看護職で開業できます。少人数の時には、理念、目的、方針も共有しやすいですが、訪問看護ステーションの発展により職員が増加していくと共有しにくくなるため、何度でも伝える機会を持つなど工夫が必要になります。また、理念は、一度作成したら終わりではなく、理念の内容が、スタッフに理解しにくいようであれば、スタッフ全員で見直しをする機会を作りましょう。また、理念は、組織内だけで共有するのではなく、地域へ発信することから、地域から求められている役割などを誰にでも解りやすい言葉で作成するとよいでしょう（図 2-1-1B）。

図 2-1-1B　理念の共有と地域への発信

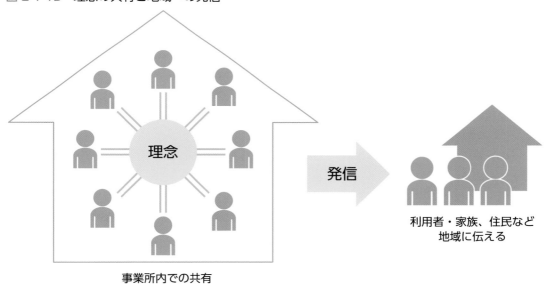

事業所内での共有

発信

利用者・家族、住民など
地域に伝える

理念

どんなステーションをつくるか
②提供したい看護、自分の強みを整理する

法制度・仕組みの必須知識

制度の対象者は幅広い。提供したい看護を実践できる

　適切な訪問看護事業を行うため、指定訪問看護事業者や職員に各種の責務が課されています。また、主治医や市町村等との連携を図り、訪問看護指示書と訪問看護計画書に基づいた、妥当適切な訪問看護を行うことが求められています。

　訪問看護の対象者は、介護保険であれば、高齢者であり非がんの終末期も含まれます。医療保険であれば、がんの末期、身体障害、精神障害、医療的ケア児などさまざまな方が対象となります。訪問看護ステーションを開設する際には、どのような看護を提供したいのかを検討する必要があります。前述の対象者により、主にがんの末期の方へターミナルケアを提供したい、精神障害者の地域社会での生活を支援したい、医療的ケア児の地域における成長を支援したいなど対象者によるやりたい看護を実現することも考えられます（図 2-1-2）。

　また、在宅療養を継続するために、看護とリハビリテーションが協働し、心身の生活状態を共有し、その方が目指す在宅療養を継続できる心身の状況を実現する看護をやりたい看護と考えている場合もあります。

　対象者は限定しないで、地域住民の在宅療養の継続を地域の多職種とチームを作り支援することをやりたい看護と考える場合もあります。

図 2-1-2　誰にどんな看護を提供するか

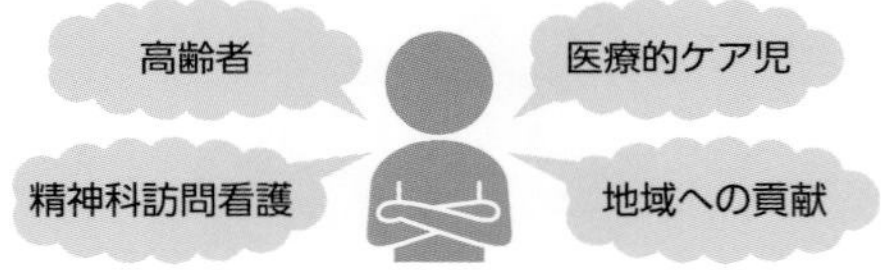

高齢者　　　　　医療的ケア児

精神科訪問看護　　　　地域への貢献

押さえておきたいポイント

管理者自身、スタッフの強みを再点検

　自分の強みは、何でしょうか？　訪問看護ステーションでは、管理者個人の強みも大事ですが、スタッフ全員で強みを整理することにより、やりたい看護を明らかにすることができます。在宅療養の推進が進められる現状では、医療機器などの管理が必要な利用者も増加しています。また、専門看護師や認定看護師、特定行為の研修修了者の訪問看護師も増加しています。医療機関で退院調整を行っていた、化学療法や放射線療法などの対象者に看護を提供していたなど何を強みとするかを整理することから始めましょう。整理をしていると自身やスタッフの強みが見えてきて、こんなにたくさんの強みがあることに驚くことでしょう。Let's Try！

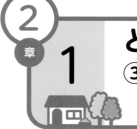

2章 1 どんなステーションをつくるか
③どこの地域で開業するか
―エリアマーケティングの基本

● 法制度・仕組みの **必須知識** ●
都道府県知事等の指定を受ければ開業はできるが、
開業場所は経営に大きな影響を与える

　訪問看護事業を開業する際にどこの地域で開業するかは、その事業所が決定し、都道府県知事等に申請を行い、指定を受けます。

　訪問看護ステーション数は、現在約12,000箇所（2020年6月23日全国訪問看護事業協会）、令和元年からの増加数は、770件（増加率6.4%）です。しかし、2019年度中の廃止数は、526件（廃止率4.7%）でした。廃止理由は、2.5人の人員の確保ができない、利用者確保ができないが主にあげられています。訪問看護ステーションを開設する際には、他の事業と同様、エリアマーケティングを行い、利用者確保により月間の収支がマイナスの期間を少なくし、人員計画に基づくスタッフの確保を行えることが成功の秘訣です。

　エリアマーケティングの内容は、対象とする地域の高齢者人口、障害者人口、医療的ケア児などの数を調べることから始まります。（図2-1-3A）また、地域医療構想や医療計画、介護保険（支援）事業計画から地域の在宅医療の実情を把握します。その地域で目標とされている訪問看護ステーション数や訪問看護師数など指標になるデータを探すことです。その中に含まれているのが、医療機関（病床）数や介護保険サービス事業所数などであり、その数から利用者の見込み数を検討します。

　訪問看護ステーション数の一つの目安として使用されているのが、「人口10万人あたりの都道府県別訪問看護ステーション数」です（図2-1-3B）。人口10万人あたりの平均数は6〜8カ所で、

図2-1-3A　地域情報の例：筆者の事業所のある横浜市南区の概要

項目	数値
面積	12.63km² （人口密度　15,400/km²）
人口	194,497人
世帯	93,609世帯 （一世帯あたり人員　2.08人）
65歳以上（老年） 人口割合（75歳以上）	24.6%（11.8%）
生活保護率	0.38‰
地域包括支援センター	8カ所（委託）

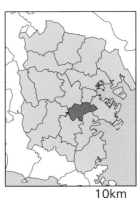

10km

図 2-1-3B　都道府県別の人口 10 万人当たりの訪問看護ステーション数

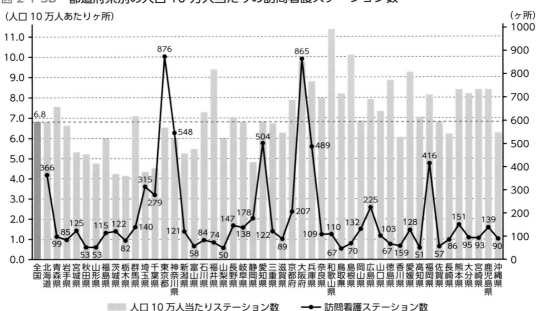

【出典】：「医療費の動向調査」（特別集計）（平成 28 年 5 月審査分）及び「各年 10 月 1 日現在推計人口」（平成 27 年）
厚生労働省「第 434 回中医協　総-1」より抜粋

都道府県別の状況がわかります。また、都道府県別の訪問看護ステーションの情報を得たい場合は、都道府県看護協会が年に 1 回調査し訪問看護ステーション情報を公表しているホームページなどで情報が得られます。

　そして、「介護サービス情報公表システム」は、全国の介護サービス事業所のサービス内容などの詳細情報を、インターネットで自由に検索・閲覧できるシステムです。介護保険法の規定に基づき都道府県が行う「介護サービス情報の公表制度」の運営のために 2006 年 4 月から厚生労働省が設置しています。このシステムを使い、利用者が介護サービスや事業所・施設を比較・検討して適切に選ぶための情報を都道府県及び指定都市が提供しています。本来は、利用者がサービスを選択するためのシステムですが、事業所情報が公表されているため、訪問看護ステーションの事業所情報が得られるので、マーケティングにも活用できます。

　公表されている事業所情報の内容は、下記となります。

基本的な項目（事業所・施設を構成する客観的な事実が確認できる）

①事業所の名称、所在地等、②従業者に関するもの、③提供サービスの内容、④利用料等、⑤法人情報

事業所運営にかかる各種取組（事業所の管理運営体制や利用者への権利擁護の取組、サービスの質の確保にかかる取組などが確認できる）

①利用者の権利擁護の取組、②サービスの質の確保への取組、③相談・苦情等への対応、④外部機関との連携、⑤事業運営・管理体制、⑥安全・衛生管理等の体制、⑦その他（従業者の研修の状況等）

　この内容を一覧にして（図 2-1-3C）、その地域における訪問看護提供の可能性を検討すること

ができます。また、地域においては、「訪問看護受け入れ状況」を毎月医療機関やケアマネジャーなどに在宅療養連携拠点等から情報提供していますので、参考にするとよいでしょう（図 2-1-3D）。

図 2-1-3C　整理の例：○○地域の訪問看護ステーション（11 カ所）の概要

開設年度	ステーション数
～1999 年	2 カ所
2000～2005 年	3 カ所
2006～2010 年	2 カ所
2011 年～	4 カ所

看護職常勤換算　（リハスタッフ含む常勤換算）	ステーション数
3 人未満	7 カ所　（6 カ所）
4 人台	2 カ所　（1 カ所）
5 人台	（1 カ所）
6 人台	（1 カ所）
9 人台	1 カ所
10 人台	1 カ所
11 人台	（1 カ所）
19 人台	（1 カ所）
事務職配置　（常勤換算数）	8 カ所　（0.1～3.1 人）

介護報酬の加算状況等	ステーション数
緊急時訪問看護の実施	8 カ所
特別管理加算	11 カ所
ターミナルケア加算	8 カ所
看護提供体制強化加算	2 カ所
サービス提供体制強化加算	4 カ所
営業時間（土曜）	有　2 カ所
営業時間（日曜）	有　1 カ所
営業時間（祝日）	有　4 カ所
事業所の特色	各ステーション内容を確認
法人ホームページ	各ステーション内容を確認
サービス提供地域	各ステーション内容を確認
要介護度別利用者数	各ステーション内容を確認
サービス内容（人工呼吸器療法などの有無）	各ステーション内容を確認

図 2-1-3D　在宅療養拠点等による情報提供例

関係各所　ご担当者様

【A区】訪問看護サービス新規利用受け入れ可能状況

大変お世話になっております。202×年○月○日現在のY市A区における訪問看護に関する新規利用希望者受け入れ可能状況は以下のようになっています。お申し込みは直接各ステーションへお願いいたします。

ステーション名	連絡先電話番号	受入可能状況
訪問看護リハビリステーションA	045-△△△-×××	受け入れ可能
訪問看護リハビリケアB	045-△△△-×××	受け入れ可能 PT共に調整可
訪問看護ステーションC	045-△△△-×××	受け入れ可能
訪問看護ステーションD	045-△△△-×××	受け入れ可能
E訪問看護ステーション	045-△△△-×××	受け入れ可能
F訪問看護リハビリステーション	045-△△△-×××	受け入れ可能 リハビリは空きわずか
Gリハビリ訪問看護ステーション	045-△△△-×××	訪問回数・病状によっては 受け入れ可能
H訪問看護リハビリステーション	045-△△△-×××	訪問回数・病状によっては 受け入れ可能
I病院訪問看護ステーション	045-△△△-×××	訪問回数・病状によっては 受け入れ可能
J訪問看護ステーション	045-△△△-×××	訪問回数・病状によっては 受け入れ可能
K訪問看護ステーション	045-△△△-×××	訪問回数・病状によっては 受け入れ可能
L訪問看護ステーション	045-△△△-×××	訪問回数・病状によっては 受け入れ可能
M訪問看護ステーション横浜	045-△△△-×××	受け入れ不可能

電話：045-△△△-×××　　FAX：045-△△△-×××
Eメール：soudan@××××××.jp

＊今後この情報配信がご不要な場合、下記に施設・事業所名をご記載のうえ、この用紙をご返信ください。

施設名・事業所名：　　　　　　　　　　　　　　　　　（今後　情報を必要としません）

アクションプランを取り組みの参考にする

　全国訪問看護事業協会のホームページに「訪問看護アクションプラン2025」が掲載されています（https://www.zenhokan.or.jp/new/new435/）。これは、訪問看護関連3団体（公益社団法人日本看護協会、公益財団法人日本訪問看護財団、一般社団法人全国訪問看護事業協会）が、地域包括ケアシステムの構築が各地域で推進される中で、訪問看護事業所への社会的な期待から訪問看護事業所が2025年に向けて目指すべく指標を作成したものです。また、その期待に応えるために、各訪問看護事業所が何を実施すればよいかをアクションプランとして作成したものです。この内容を事業所の取組内容として開設時から活用してもよいでしょう（表2-1-3）。また、アクションプランの中の指標をエリアマーケティングの際に活用することも可能です。

表 2-1-3　2025 年に向けたアクションプランとして実践すべきこと

Ⅰ	訪問看護の量的拡大	1、訪問看護事業所の全国的な整備
		2、訪問看護師の安定的な確保
		3、医療機関と訪問看護ステーションの看護師の相互育成
Ⅱ	訪問看護の機能拡大	1、訪問看護の提供の場の拡大
		2、訪問看護事業所の機能の拡大
		3、看護小規模多機能型居宅介護の拡充
		4、訪問看護業務の効率化
Ⅲ	訪問看護の質の向上	1、健康の維持・回復、生活や穏やかな人生の最終段階を支える視点を持つ専門家の育成
		2、看護の専門性を発揮して多職種と協働
		3、訪問看護ステーション管理者のマネジメント力の向上
		4、看護基礎教育への対応強化
Ⅳ	地域包括ケアへの対応	1、国民への訪問看護の周知
		2、地域包括ケアシステムの構築
		3、地域での生活を包括的に支援する訪問看護ステーションの機能強化
		4、訪問看護の立場からの政策提言

マーケティングの実例　開業地域の選び方①

「ステーションを開設する理由は何か」。それによってマーケティングと開業地域は違ってくると思います。

　私が代表取締役社長を務める『みんなのかかりつけ訪問看護ステーション』であれば、日本中隅々まで最高のケアを届けるというビジョンがあり、そのためには訪問看護がない、もしくは不十分な地域に出店を考えています。例えば、小児が家に帰れるケアをしたいと思えば、小児が自宅に帰ることが現状難しい地域を選ぶことが重要になると思います。小児が十分に自宅に帰れている地域に出店することは、自社のビジョンと少しずれてしまうので違和感が出てしまうという考え方です。

　またマーケティングを考えるときに重要な視点は、ドラッカーも言っていることですが、『我々の顧客はだれか』という問いです。私は年間20回程度講演をしますが、その度に、この問いかけをします。すると、多くの方は、利用者様やご家族様とおっしゃる方が多いです。ただ、我々のケア、サービスに一番投資してくれているのは、納税者であり保険者だと思います。なぜなら、医療保険、介護保険共に、大部分（約80%）は公的財源であるためです。我々の顧客は言い換えれば国民全体であるといえると思います。だからこそ、国民のニーズがある場所を選び、顧客（国民）の期待に応えることがとても重要だと考えています。我々はそういった保険料は払っているが、ケアが受けられない地域・市民にケアを届けることが重要であると強く思っています。

　ここからは、より具体的にその顧客のニーズを考えた出店地域の選定方法について、我々の方法を述べたいと思います。

　まずはニーズを把握する方法です。人口当たりどのくらいの方が、訪問看護を利用するかは、訪問看護利用者発生率（参考：厚生労働省介護サービス施設・事業所調査　URL：https://www.mhlw.go.jp/toukei/list/24-22-2.html）というものがあり、推測することができます。

　そのニーズに対して、シンプルな見方として、大体人口1万人に対して訪問看護ステーション1カ所が目安といわれています。もう少し詳しく訪問看護が足りているかを考えるのであれば、WAMNET（https://www.wam.go.jp/content/wamnet/pcpub/top/）を確認して、自身の地域を見てみると、どのくらい訪問看護ステーションがあるのか、スタッフ数、利用者数を見ることができます。訪問看護発生率が○○人、現状の訪問看護ステーション数が○○ステーション、利用者が○○人、それらを比べて、需要に対して、供給が足りているのかどうかを考えることができます。この時に注意が必要なのは、WAMNETの更新は多くは毎年6月くらいに行われるため、見る時期によっては少し過去のデータになりますので、考慮する必要があります。

　また、地域の需要に対して、供給が少ない場合は、サービス付き高齢者向け住宅等が、その地域に多くないかに注意して確認するとよいと思います。もしかすると、在宅復帰率は少なく、多くは退院後施設に入所しているという傾向の強い地域なのかもしれません。また在宅医が存在する地域であれば、在宅で生活できる閾値が上がり、また看取り率も高い傾向がありますので、在宅ケアが今後発展していく地域と考えることができます。

　ここまで、地域のニーズと供給のバランスを数値で見てきました。ここからはより詳しく見ていきたいと思います。

　出店地域を考えるときには、3C分析というフレームワークがよく使われます。3C分析とは、Customer（市場・顧客）、Company（自社）、Competitor（競合）という3つの「C」について分析する方法で、マーケティング戦略の決定等に使われます（図1）。

　【市場・顧客】については、先ほどの地域の需要を考えることも重要です。また利用者や地域にどういうニーズがあるかも考えておくと戦略を考えやすくなります。それに対して、【競合】がそのニーズを満たしているかを考えます。「結果」と「要因」の2軸で考えるとよいと思います。「結果」は、訪問看護ステーションの利用者数と置いてもよいです。また「要因」は、ケアのレベルが高いステーションがあることや、大手の参入、病院併設の訪問看護で安定的に伸びる可能性がある等の「結果」を出している要因や、今後どのように変化しそうかを予測することが重要です。

　ここまで考えて最後は、【自社】について考えます。自分たちの強みは何か、よく陥りがちなのは、自分たちの絶対的な強みを考えることです。重要なのは相対的にその強みが強みであるかを考える必要があります。自分たちは緩和ケアが強みだといっても、近くに緩和ケアがもっと強いステーションがあれば、それは自分たちの強みとは言えないかもしれません。自社についての強みを考えるときに、SWOT分析（3章1—4、p124参照）をすることもおすすめです。

　人口当たりの訪問看護ステーションが多いところに出店すると、競争が活発でよほど相対的な強みがないと、成功は難しいかもしれません。また精神科看護が得意だといっても、精神科看護が相対的に強いステーションがあり、市場のほとんどの利用者にケアを提供しているとすると、出店場所を変える必要があるかもしれません。

　【市場・顧客】を捉え、【競合】がそのニーズをどのくらい満たしているかを考え、【自社】の強みで勝負できるかを考えて、地域選びをすることが大切であると思います。我々が日本国民すべてにケアを届けるために、地域をみて、最高のケアを皆さんと一緒に届けたいと思っています。

株式会社デザインケア 代表取締役社長

みんなのかかりつけ訪問看護ステーション名古屋 所長

藤野泰平

図1　3C分析

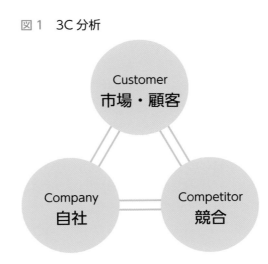

マーケティングの実例　開業地域の選び方②

　私は、20代前半で訪問看護を始め、利用者の方と会えるのが楽しくて「病気があっても家で生活することは特別なことではない。看護が必要なところに、温かい看護を届けたい」という思いで、働いてきました。いずれは訪問看護ステーションを立ち上げてみたいと思っていた時期もありましたが、中堅・所長と役職がつくようになるとそんな思いを抱いていたこともすっかり忘れるくらい、多忙な毎日を過ごしていました。そんな私が、看護師がやってみたいと思った看護を柔軟にできる組織を、仲間と一緒に作ってみたいという気持ちが再び湧き起こり、訪問看護ステーションを立ち上げることにしました。20年以上訪問看護をしてきて、訪問看護の経営の難しさや、新規参入しても存続できずに休止や廃止をする事業所が多いことも知っていたので、ステーションを開設することの怖さも、もちろんありましたが、「チャレンジして失敗したら、またチャレンジすればいい」と背中を押していただき、立ち上げることにしました。

　「訪問看護ステーションを立ち上げよう！」と思ったとき、開設する地域に訪問看護のニーズが少なければ、訪問看護の依頼は少ないでしょうし、安定した収入を得ることができなければステーションを存続することは難しくなります。訪問看護のニーズの少ない地域でも、会社に資金があり、自分たちが訪問看護のよさをアピールして利用してもらえるようになるまで持ちこたえることができるのであれば、それでもよいのでしょうが、何年も赤字であれば存続は難しくなります。そして、人口の割合に比べ訪問看護ステーションが集中している場合は、競合が激しくなり、ステーションの強みを伸ばし地域に求められるステーションに変革しなければ、やはり存続は難しくなります。

　事業所を開設する際に、どの地域の、どこの区域に立ち上げるか、そしてどんな訪問看護ステーションを作りたいのか、既存の地域に訪問看護ステーションが何カ所あり、どのようなステーションが求められているのか、基盤病院や地域包括センター・居宅介護事業所はどの程度あり、人口の動向や統計など市場規模を把握します。私自身も他区にするか、今まで働いてきた地域に開設するか、候補地を2カ所に絞りましたが、最終的には、20年ほど働いてきた区でステーションを立ち上げることにしました。それは、地域性を熟知していること、各事業所と顔の見える関係性が構築できており、長年在宅看取りができる地域にしたいと地域作りに参画してきた経緯もあり、この先も一緒に地域作りをしていきたいと思ったからです。

　私が開設した区は、20年前は人口7万人ほどで、そこから右肩上りで人口が増え、現在は17万人です。区内は16カ所の訪問看護ステーションがあり、設置法人は医師会、株式会社が混在しています。高齢化率は15.8％と東京23区で一番低いですが、在宅看取り率は高く、日中独居の高齢者が多くいます。近年高層マンションが増え、30〜40代の働き盛り、子育て世代の住民が増え、それに伴い、その世代の両親や医療的ケア児が増えています。また、オリンピックの選手村の候補地があり、オリンピックが終わった後、マンションとなり住民が更に増えることが予測されています。住民が増えれば、医療や看護・介護の需要は増加します。そこで私は、区内で一番人口の多い区域で、今後人口が増えると予測でき、近隣に訪問看護ステーションが少なく、地域包括支援センターが近くにある場所を選択しました。そして、かかりつけ医や訪問診療で在宅療養や終末期を支える医師や多職種のチームがいることは、開設する事業所のミッション「利用者とご家族の想

いを支え、守り続ける」に沿うものでもあり、私たちの成長性を考慮しても、よい地域であると判断しました。

　事業所を立ち上げてもうすぐ 2 年になります。区内で一番人口の多い区域ですので、療養者は増加しており、訪問看護の依頼をたくさんいただいています。この 1 年は、Covid-19 の影響で入院すると面会ができないことから、自宅療養される方も増えており、在宅看取りも増加しています。そのため、看護師を増やして、ニーズに応えることができるようにしました。立ち上げ当初はちょっと遠い移動距離も依頼があればお受けしましたが、現在は、「やはり地域密着が一番」と考え、電動自転車で、15 分程度の区域で訪問しています。緊急電話で対応するにも、近いとすぐに訪問できますし、待っている利用者もすぐに来てくれたほうが安心です。また近い距離だと、移動距離も短いので訪問件数も確保できます。これもニーズを把握し、課題を抽出、利用者にとってのメリットと生産性を考え事業計画を見直し、変更しました。常に社会情勢や地域の人口動態やニーズを把握して、事業所のビジョンを見直し、更新します。現在は Covid-19 の感染症予防策として、オンラインを活用して、多職種とディカッションや情報共有をして地域の事、多職種間の解決すべき事柄や、症例の振り返りなど、一緒に考え、学ぶことができるような場を設けています。これも、社会情勢の変化に応じて対応策を講じた点です。

　経営者としてはまだまだ未熟ですが、経験豊富な看護師から、訪問看護の経験のない看護師や新卒看護師へ技と心得を継承しながら、お互いに支えあい、守り、成長しあえる、そんな仲間を増やし、東京ひかりナースナースステーションイズムを継承していきたいと思います。

中央パートナーズ株式会社 代表取締役

東京ひかりナースステーション 所長

代表取締役　加藤 希

マーケティングの実例　開業地域の選び方③

　このコラムを読まれた方が「是非、私も開業したい」「これなら私にも開業できる」と皆様の後押しになることを期待して、筆を執りました。

　私が開業したのは、介護保険が始まって5年目の2005年ですが、開業して成功するエッセンスは今も変わっていないと考えています。

　私が一番重要と考えるのは、開業したい"あなた"がどんな訪問看護をしたいかです。どんな訪問看護をしたいかは人それぞれで、個性的であればあるほど成功につながります。他と違うということはそのステーションの特徴となります。今から開業を決意している皆さんは、自信を持って自分のしたい訪問看護を吟味してみてください。得意分野に特化した訪問看護はとてもよいと考えます。

　先日、学生さんに「自分たちがして欲しいことが可能な訪問看護ステーションを、バーチャルで自分たちで作ってみて下さい」と、課題提供して学生らしい訪問看護ステーションを作ってもらいました。なんともユニークな訪問看護ステーションがたくさん出ました。なかにはマニキュアを塗って欲しいとか、一緒にゲームをして欲しいとか。今の学生が「自分がしていることを一緒にしてもらいたい」だったのです。ついつい私たちは、病気の人に関わるため、日常の生活より病気に重点をおいて見てしまいがちになりますが、人が求めていることは普通の「生活」なのです。訪問看護では、その方たちの生活の復活支援がとても大切になります。re・habilis（リ・ハビリース：リハビリテーションの語源で「再び適した状態になる」）。既存の診療報酬内のケアだけでなく、ユニークな「したい訪問看護」をしっかりと自分の頭に描いてください。そのことができる地域性をリサーチするのが大切になります。

　さて、事務所を置く開業地の選び方です。私は自分が雇われて管理者をしていた地域に事務所を構えました。それまでの仕事上で、多くの医師・ケアマネジャー・ヘルパー・コメディカルスタッフ・利用者の方々と知り合い出会いました。その方々に開業の意思を伝えると、皆さんが「応援するよ。良い訪問看護ステーションを作ってね」と言ってくださいました。開業後に応援がいただけることを確信し、開業前の職場と同じ地域を選択しました。これを人脈と言います。開業の地には人脈が重要です。人脈はどんな脈でもよいのです。ある訪問看護師さんは生まれ育った地で開業し、幼馴染や学校の友人や近所の方の人脈を使い成功しています。そして、人脈は創るものなので、開業の意思があれば、今の職場でコツコツと人脈を作って下さい。人脈作りは、責任感ある行動、誠意ある行動、迅速な行動、温かい思い、人を尊重した関わりで作れます。当たり前のことを普通にしながら、ちょっと開業を意識してお付き合いください。必ず関係性は築けます。

　訪問看護は2万人に1ステーションと言われるように、過密のところより少ないところに開設した方が、単純に考えて利用者が獲得できます。私が開設した時には、人口12万の市に既に6ステーションがありましたが、どこも小規模でしたので大規模ステーションを目指して開業しました。開業年に利用者が100人となり順風満帆なスタートでした。3年で利用者170人、スタッフ11人と大規模にもなりました。この頃までは、ステーションの数も10ステーションと増えましたが、特に経営に影響することはありませんでしたが、2012年頃よりステーションの数が急増して、今

は 12 万人に 16 ステーションと激戦地域になりました。何事も将来の状況がわからないので既存のステーションの数は、開業地域を選ぶときには参考程度でもよいように考えます。何といっても大切なのは人脈です。

　行政とのパイプが作れる地域での開業はお勧めです。今、私は認知症カフェを委託事業で実施しています。なにかと行政の方々とお話ができるので応援して下さいます。相談にも乗っていただきやすくなります。病院に勤務していると、一看護スタッフが行政の人と話をする機会はありませんが、訪問看護のスタッフであれば行政の方と話す機会は多くあると思います。その機会を人脈作りに活用してください。隣に座り挨拶をして、その場を出る前に少し仕事の事や地域の事を話して顔つなぎをして下さい。

　そして、これからの訪問看護開業は一つの業だけではいけません。訪問看護の事業をしながら「したい訪問看護」に近づくためにいろいろ実施することが必要です。世間的には「訪問看護の多機能化」などと言われていますが、大事業をしなくてもよいと思います。しかし、訪問看護事業を実施する傍らで、委託事業を受けるのもよし、民間の無償相談事業を開設するのもよし、事務所で学校帰りの子供たちを看るのもよし、地域のなんでも屋をするのもよし、報酬にはならないことですが、地域が求めていることをどんな小さなことからでもよいので「する」のです。「地域の役に立つ訪問看護ステーション」を目指すのです。そこの関係の中から訪問看護の利用者が出てくることもありますし、地域の方に知ってもらえます。ここでも新しい人脈ができていきます。

＊

　私の開業の成功の要因は、人脈が太い地に開業したことと「看護の質に徹底的に拘ったこと：私の得意分野を生かしたこと」にあると思います。私のしたい訪問看護は「すべての人がその人らしく今を最高に生きる」を支えることでした。開業までの経験の中で、医療依存度の高い在宅療養者の姿——介護者は疲弊し、本人は生きる意欲を失くして生かされている現状を目の当たりにしました。その方たちを支えるために患者会を作ったり、外出支援をしたり、レスパイトケアをしたりボランティアや自費の看護ケアやいろいろな看護をしてきました。レスパイトに関しては医療依存度の高い方を看る、0 歳から看取りまでのショートステイ施設を作ってしまいました。ターミナルの方の旅行同行など利用者が希望することには、限りなく寄り添い、医師やケアマネジャーと利用者のメッセンジャーナースとして議論し、いかなる時もブレずに「利用者を支援する」訪問看護師として、熱い思いのある看護を提供してきたからこそ成功したのだと思います。そこにはいろいろな人の力がとても必要で重要な役割をしていました。人が人を支援する仕事である訪問看護の成功のカギとなるのが、人脈です。スタッフも含め人が鍵を握る仕事です。ぜひ、よい人脈を作り、そこの地での開業をして成功してください。

原田訪問看護センター

代表　原田典子

2 ステーション設立に必要な行政手続き
①法人形態の選択

● 法制度・仕組みの**必須知識** ●
訪問看護ステーションは個人では開業できない

　訪問看護ステーションを開業する必須条件の1つに、法人格を有することが挙げられます。個人事業主では開業できないため法人を設立することになりますが、種類については定められてはおらず、まず、どの法人形態とするかを考える必要があります。参考までに、開設主体別割合の年次推移を示します（図 2-2-1）。

　法人にはさまざまな種類があり、性格上、営利法人、非営利法人、公的法人の3つに分けられます。公的法人は地方公共団体や独立行政法人などであるため、ここでは除外します。営利法人、非営利法人にも多様な種類がありますが、訪問看護ステーションの法人形態として選択されることの多い、株式会社、合同会社、NPO法人について、それぞれの特徴を見てみましょう（表 2-2-1）。なお、営利法人に含まれる合資会社、合名会社は、簡単に設立できるメリットはあるものの無限責任社員という会社の負債について無限の責任を負う出資者が必要となるため、選ばれることの少ない法人形態です。ここでは割愛します。

　法人の特徴と開業のための資金・目的、またスタート時に必要な人数などに鑑みて、どの法人形態が適しているかを考えて選択しましょう。

図 2-2-1　訪問看護ステーションの開設（経営）主体別割合年次推移

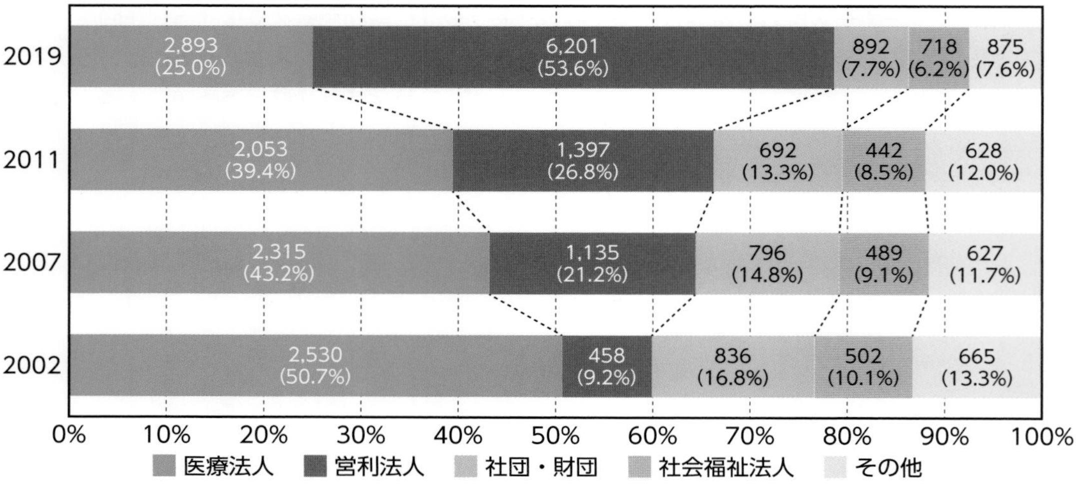

出典：介護サービス施設・事業所調査

早い事業のスタートは経営面で有利

　表に示したとおり、営利法人と非営利法人の設立での大きな違いは、設立までの期間が営利法人のほうが圧倒的に短いことです。営利法人は概ね2〜3週間程度ですが、NPO法人は、所轄庁に書類を申請し、所轄庁が縦覧する期間として1カ月、さらに設立認証申請書を提出してから約2カ月かけて審査が行われるため、登記の完了までは少なくとも3〜4カ月はかかることになります。書類に不備があれば、さらに遅くなります。

　NPO法人を選択しても、いずれにしろ開業資金には約1,000万円程度必要とするのに違いはありません。設立が遅くなればそれだけ収益が入る時期が遅れるわけですから、一日も早く法人を設立するという考え方もあるのではないかと思います。このスピード感は、営利法人の大きなメリットです。法人形態を考慮する際のポイントとして、頭に置いていただきたいところです。

　もう1つ、法人の設立は司法書士などの専門家に依頼するという方法もあります。もちろん料金はかかりますが、書類作成などの手間を考えると考慮に値する選択肢だと言えるでしょう。金銭的コストと時間的コストを秤にかけ、こうした手段もあることを視野に入れておきましょう。

定款の作成時に考えておきたいこと

　開業当初は、訪問看護事業だけを行うことが多いでしょう。しかし、開業したのには理念があったはずです。いずれ理念に基づいて、居宅介護支援事業所や看護小規模多機能型居宅介護などの事業を展開する、あるいはコミュニティカフェなどを考えているならば、事前に定款に入れておくことで、後々、新しい事業を始めるたびに定款変更をせずにすみます。NPO法人では、定款であっても実現性の高い内容が求められますが、営利法人ではそうした縛りがないため、いずれ取り組んでみたいと思うような内容でも定款に含めておくとよいでしょう。

表 2-2-1　各種法人の違い

		目的事業	主な設立要件	課税対象	特徴
営利法人	株式会社	定款に掲げる事業による営利の追求	資本の提供	全所得	活動内容に制約がなく、出資など資金調達がしやすい 社会的信用度が高く、人材募集などで有利 株主は出資額に応じて責任（損失）を負う（有限責任） 設立費用が高い
	合同会社				出資者と経営者が同一で、外部から資金を入れることができない。簡易な設立、有限責任などスモールビジネスに適している 設立費用が安い 1人でも設立が可能 株式会社に比較して社会信用度が低く、人材が集めにくい
非営利法人	NPO法人	特定非営利活動（20分野） ※保健、医療または福祉の増進を図る活動は20分野に含まれる	特定非営利活動を行うことを主たる目的とすること 営利を目的としないものであること 社員10人以上（常時）であること	収益事業に係る所得	補助金・交付金の受け皿や行政との連携などの面で適している。出資による資金の調達、配当による利益分配は不可 審査に他の法人設立よりも時間も手間もかかる

2 ステーション設立に必要な行政手続き ②指定申請の手続きと必要な書類

法制度・仕組みの **必須知識**

介護保険法の指定を受けることですべての訪問看護事業を行える

　訪問看護事業を行うには、都道府県知事または指定都市・中核市の市長による指定が必要です。訪問看護ステーションでは、介護保険による指定と医療保険による指定がありますが、介護保険法の指定を受けると、健康保険法上の指定訪問看護事業所とみなされるため、実質的には、介護保険法の指定のみですべての訪問看護事業を行うことができます。

　下記に指定申請の流れ、要件、必要な書類を記します。

①指定の要件を満たしているかを確認

・指定の要件

　申請者が法人

　人員の基準を満たすこと

　設備・運営の基準に従い適正な運営ができること

↓

②都道府県知事への指定申請のため、下記の書類を提出 （都道府県により差違があるため、担当窓口への確認が必要）

申請書	指定（許可）申請書
付表	付表 3 訪問看護・介護予防訪問看護事業所の指定に係る記載事項
添付書類	申請者の登記事項証明書または条例等
	従業者の勤務体制および勤務形態一覧表
	管理者の免許証の写し 事業所の平面図※
	運営規程
	利用者からの苦情を処理するために講ずる措置の概要※
	誓約書※

※は厚生労働省より参考様式が示されているもの

↓

③運営規程等の掲示

　指定を受けた後は、業務の適正な運営を確保するために人員および管理体制を明記した運営規程等の重要事項について事業所に掲示します。2021 年介護保険改正により、事業所の掲示だけでなく、閲覧可能な形でファイル等で備え置くこと等も可能となりました。

↓

④業務管理体制の届出

　訪問看護事業者には、適切なサービス提供、法令などの遵守が求められ、業務管理体制の整備が義務づけられています。詳細は割愛しますが、事業所の数により、届出先と整備すべき管理体制の内容は変わります。

↓

⑤事業者についての情報提供

　利用者が、自分が必要とする介護サービスを利用するためには、どの事業所がどのようなサービスを提供しているか、どんな特徴があるかといった情報が必要です。そのため、都道府県知事は事業者の指定を行った際に、その旨を公示し、情報が市町村に送付されます。市町村は、この情報をもとに利用者やケアマネジャーからの照会に応じる仕組みを構築しています。一方、介護サービスの事業者側にも、サービスの内容や運営の状況といった情報を公表することが義務付けられています。こうした情報は、厚生労働省によってインターネットで自由に検索できるようになっています（介護サービス情報公表システム）。

＊

　訪問看護ステーションを開業して数カ月後には、行政による実地指導が入ります。そのため、こうした準備段階から書類を整理しておくことで、準備がしやすくなります。直前に慌てないようにすむよう、資料の整理は日頃から行っておきましょう。

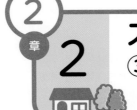

ステーション設立に必要な行政手続き
③都道府県・市町村担当者との面談・情報収集

押さえておきたい ポイント

煩雑な手続きを間違いなく行うために担当者と面談する

スムーズな開業のために事前の確認を

　先の項目で紹介したように、指定申請の手続きは煩雑で提出する書類も多くあります。申請の受付期間は、毎月1日～15日となっており、前月の15日までに提出しないと、翌月1日からの開業はできません。もし、書類に不備があると開業が遅れることにもなりかねません。

　そうしたことを防ぐためにも、事前に都道府県の担当者と面談を行うことは重要です。義務づけられているわけではありませんが、事前に面談し、提出期限や書類の記入方法といった情報を収集しておくとスムーズな開業につながります。

市町村担当者からはさまざまな面でサポートを得られる

　また、区市町村の担当者はさまざまな情報をもっています。市町村では、3年ごとに介護保険事業計画という、人口や世帯の状況などに基づき、各サービスごとの利用人数などの見込みを策定します。サービスの種類によっては計画に鑑みて、サービス量を調整するため申請を受理されない場合があります。すでに訪問看護ステーションがどれほどあり、また、訪問看護の対象者がどれほどいるか、行政として必要と考えているサービス量はどの程度かといった情報を教えてもらうことができます。

　さらに、市町村の担当者とは開業後もつきあいが続いていきます。開業前から相談をし、大切にしたい理念や姿勢といったことを知ってもらうことは、今後のつきあいにもよい影響を及ぼします。行政は、住民に対して質の高いサービスを提供してもらうよう指導することが責務ですから、質の高いケアを実践しているステーションは、行政にとっても大切な存在なのです。

　また、適切に事業を行っていくためにも質の向上を目指すためにも、制度に関する、あるいは研修などの情報を得ることは大切です。しかし、1事業所だけでは、収集できる情報にも限界があります。市町村の担当者は、地域の訪問看護事業者の集まりや情報を発信している団体の情報を持っているため、こうした情報を市町村担当者から得ることもできます。

　さらに、介護保険では苦情への対応、また事故があればその報告が事業者には義務づけられています。そして、さまざまなハラスメントなど、事業所が巻き込まれやすい・起こしやすいトラブルについて、行政に間に入ってもらうことも考えられます。業務のなかで日々おこる大小さまざまな問題について、対応法や担当する課、提出書類など、適切に運営していくための情報を得られるため、市町村の担当者とはよい関係を築いておく必要があります。

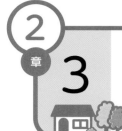

3 資金を調達する
①開業資金を調達する

● 法制度・仕組みの必須知識 ●

訪問看護ステーションの開業資金は
1,000万円〜1,500万円が多い

　訪問看護ステーションの開業資金は地域や規模等によって家賃相場や必要な人件費が異なることから一概にはいえませんが、およそ1,000万円〜1,500万円くらいが想定されます。資金の内訳については事業計画の項で詳述するため、ここでは開業資金の調達方法について解説します。

　開業資金とは大きく自己資金と金融機関からの借入金（有利子負債）に分かれます。

　このうち、自己資金とは開業のために自分で貯めたお金（事業のために捻出できるお金）です。また開業にあたって両親や配偶者等からの資金援助を受けるケースもありますが、これも返済不要であるという点から広義にとらえると、自己資金に含めて良いといえるでしょう。

　一方で開業資金のうち、自己資金以外の不足金額については金融機関等から融資を受けるのが一般的です（図2-3-1A）。金融機関から融資を受けた際には、毎月一定の計算式に基づき元金と金利を返済する必要があります。

図 2-3-1A　開業資金は自己資金＋借入金

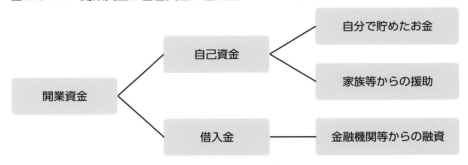

自己資金の割合はどのくらい？

　ここで開業にあたり検討したいことは、開業資金に占める自己資金の割合です。開業資金のうち、自己資金の割合が多ければ（借入金の割合が少なければ）、それだけ毎月の返済額や利息額の負担は軽くなります。

　逆に自己資金が極端に少ないと、毎月の返済額や利息額の負担が大きく経営を圧迫するリスクがあります。また、そもそも開業準備として自己資金をまったく用意していないケースなどでは、事業計画性そのものに不信を抱かれ融資審査を通過しない可能性も高まります。

　この点から、開業資金総額に占める自己資金の割合は2割〜3割程度が目安と考えられています。参考までに、一般の企業も含めた調査ですが、平均の資金調達額と調達先のデータを掲載します（図 2-3-1B）。

　筆者が知る範囲で、もっとも多い開業資金の組み合わせは自己資金 300 万円、金融機関からの融資 1,000 万円の合計 1,300 万円（開業資金総額に占める自己資金割合約 23％）です。

　最終的には、事業計画に基づきどれだけの開業資金が必要であるかを検討することが必要となりますが、その前段階の目安として意識しておくとよいと思います。

図 2-3-1B　開業資金調達額（平均）

（単位：万円）

調査年度	自己資金	配偶者・親・兄弟・親戚	友人・知人等	金融機関等からの借入	その他	調達額合計
1991	360	124	119	748	101	1,452
92	441	151	129	917	111	1,750
93	426	154	77	972	120	1,749
94	445	149	81	1,062	91	1,828
95	453	136	65	1,067	92	1,813
96	424	151	53	897	73	1,598
97	412	150	83	881	70	1,596
98	435	149	68	723	67	1,442
99	445	177	132	969	108	1,832
2000	428	131	110	895	82	1,645
01	440	159	88	939	78	1,704
02	413	151	113	865	86	1,628
03	405	152	91	748	67	1,461
04	439	146	110	954	102	1,750
05	448	165	89	932	95	1,729
06	443	161	91	882	70	1,645
07	422	137	77	935	60	1,631
08	374	100	72	793	66	1,405
09	398	124	65	798	62	1,448
10	364	141	70	827	46	1,449
11	356	97	51	840	69	1,413
12	369	112	47	855	95	1,478
13	327	95	50	833	32	1,337
14	350	100	45	928	40	1,464
15	311	110	53	866	25	1,365
16	320	84	56	931	42	1,433
17	287	75	44	891	27	1,323
18	292	70	40	859	21	1,282
19	262	53	39	847	36	1,237
20	266	51	27	825	25	1,194

（注）　1　「配偶者・親・兄弟・親戚」と「友人・知人等」は借入、出資の両方を含む。
　　　　2　「友人・知人等」には「取引先」（1992〜1999 年度調査）、「事業に賛同した個人または会社」（1992〜2020 年度調査）、「自社の役員・従業員」（2004〜2020 年度調査）、「関連会社」（2016 年度調査）を含む。
　　　　3　「金融機関等からの借入」には、「日本政策金融公庫」（1991〜2020 年度調査）、「民間金融機関」（1991〜2020 年度調査）、「地方自治体（制度融資）」（1992〜2020 年度調査）、「公庫・地方自治体以外の公的機関」（1999〜2020 年度調査）が含まれる。

出典：日本政策金融公庫総合研究所．2020 年度新規開業実態調査

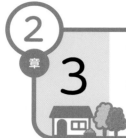

3 資金を調達する
②資金調達に有利となる情報収集を行う —助成金や創業融資など

法制度・仕組みの必須知識

地域や形態によっては創業に有利な条件があることも

　訪問看護ステーションの開設予定地を検討する際には、当該地区の行政機関（都道府県や市区町村）や商工会議所、金融機関等で創業時の助成金や融資制度をチェックすることがおすすめです。

　特に、助成金に関しては地域ごとの特徴が強く、例えば過疎地域内の産業活性化を図るため、新たな事業を起こす場合に必要な経費に対して助成金を交付するようなケースもあります。

　日本政策金融公庫では、「女性、若者／シニア起業家支援資金」制度があり、女性または35歳未満か55歳以上の方であって、新たに事業を始める方等を対象に土地取得資金を除き、基準利率よりも低い金利で利用することが可能となる制度があります（図2-3-2）。

　信用保証協会においては、創業支援を目的として信用保証料の一部を割引したり、行政から助成が受けられたりするケースもあります（横浜市信用保証協会　創業おうえん資金）。信用保証協会や信用保証料については、2章3—3（p65）で詳述します。

資金調達のための情報収集の方法

　各地の商工会議所等では、創業支援・起業支援・経営相談などを積極的に行っているところもあるため、興味があればそれらのセミナー等に参加してみるのもよい経験になるかと思います。

　開業準備の時期は、事業所の物件選定や人材確保等で多忙を極めるかと思いますが、資金調達に関する情報収集も開業準備期の大切な仕事です。

　特に現代はインターネットがあるため、自宅にいながら情報収集が可能です。なるべくさまざまな情報に触れて自分にとって有利な情報を選択するとよいでしょう。

図 2-3-2　日本政策金融公庫の女性、若者／シニア起業家支援資金の概要（抜粋）

ご利用いただける方	女性または 35 歳未満か 55 歳以上の方であって、新たに事業を始める方または事業開始後おおむね 7 年以内の方	
資金のお使いみち	新たに事業を始めるため、または事業開始後に必要とする資金	
融資限度額	7,200 万円（うち運転資金 4,800 万円）	
利率（年）	以下の 1〜3 の要件に該当しない方は特別利率 A（土地取得資金は基準利率）	
	1.　技術・ノウハウ等に新規性がみられる方（一定の要件を満たす必要があります）	[特別利率 A・B・C]（土地取得資金は基準利率）
	2.　地方創生推進交付金を活用した起業支援金の交付決定を受けて新たに事業を始める方	[特別利率 B]（土地取得資金は基準利率）
	3.　地方創生推進交付金を活用した起業支援金及び移住支援金の両方の交付決定を受けて新たに事業を始める方	[特別利率 C]（土地取得資金は基準利率）
ご返済期間	設備資金	20 年以内＜うち据置期間 2 年以内＞
	運転資金	7 年以内＜うち据置期間 2 年以内＞
担保・保証人	お客さまのご希望を伺いながらご相談させていただきます	

出典：日本政策金融公庫ホームページ
https://www.jfc.go.jp/n/finance/search/02_zyoseikigyouka_m.html

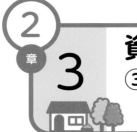

資金を調達する
③さまざまな融資制度―日本政策金融公庫、信用保証協会による制度融資など

2章3

● 法制度・仕組みの **必須知識** ●

借入先の金融機関を検討する

事業計画書を作成したら、次はどの金融機関に申し込むかを検討する必要があります。ここでは、主な借入先候補3つと、検討するポイントについて解説します（図2-3-3）。

借入先候補①　日本政策金融公庫

新規事業の借入先といえば多くの場合、日本政策金融公庫が挙げられます。日本政策金融公庫は政府系金融機関として起業家向けの創業融資を取り扱っています。

日本政策金融公庫の特徴としては、融資実行までの期間が比較的早く、無担保・無保証での融資も可能である点等が挙げられます。実際に訪問看護ステーションの開業資金融資を日本政策金融公庫に依頼する方は多くいます。

借入先候補②　地元の信用金庫（信用保証協会付）

訪問看護事業所近くの信用金庫から融資を受ける方もいます。信用金庫は地域に根差した支援を行っているためメインバンクは近所の信用金庫としている訪問看護ステーションは多いでしょう。融資依頼先として、日本政策金融公庫と比較して相対的に劣る可能性がある点としては、金利（利率）や信用保証協会付となることが多いため、信用保証料（融資に際して、公的機関である信用保証協会に保証人になってもらう際に支払う費用）が発生する場合があることが考えられます。

信用保証協会とは、金融機関から資金調達をする際に保証人となってくれる公的機関です。そして、信用保証協会が保証人となってくれることで事業の実績がない創業期でも融資が受けやすくなります。このように、金融機関に対して信用保証協会が保証する融資を「保証付融資」と呼びます。一方で、信用保証協会の保証なしで受ける融資をプロパー融資と呼びますが、事業実績のない創業期においては日本政策金融公庫以外でのプロパー融資は難しいといえるでしょう。

借入先候補③　（一般に言う）銀行

普段生活をしている中で身近な金融機関といえば、まず銀行が思い浮かぶのではないでしょうか。しかし、借入先候補として挙げているものの、実際に銀行から開業資金の融資を受ける訪問看護ステーションは少数かと思います。理由としては、法人口座開設や融資審査までの審査機関が長かったり、事前に用意する資料が多く煩雑であったり、そもそも審査が通らず口座開設ができなかったりするケースもありました。

個人的には訪問看護事業は地域密着の事業であるため、開業時の法人口座は銀行にこだわらず近場で小回りの利く信用金庫がおすすめです。なお、独立行政法人福祉医療機構による融資もありますが、対象は医療法人、社会福祉法人、医師または看護師等を会員として設立した一般社団法人等となっています。

図 2-3-3

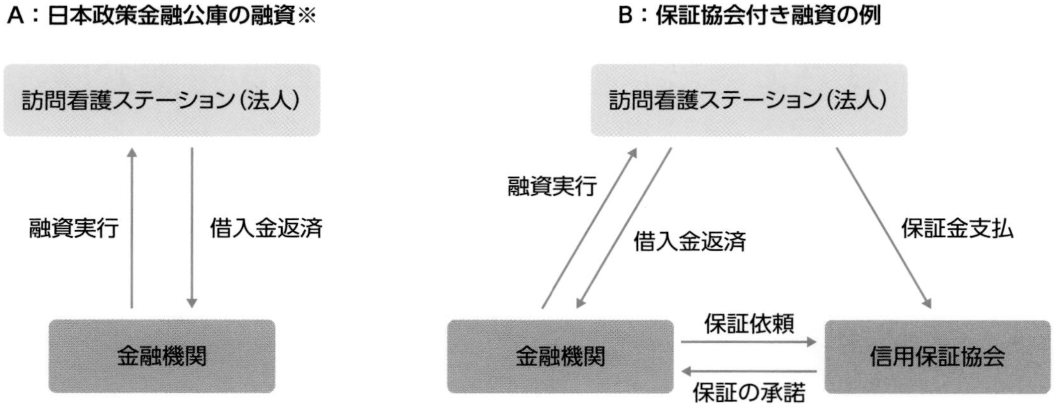

A：日本政策金融公庫の融資※

訪問看護ステーション（法人）

融資実行　　借入金返済

金融機関

B：保証協会付き融資の例

訪問看護ステーション（法人）

融資実行

借入金返済　　　　　　保証金支払

金融機関　　保証依頼　　信用保証協会
　　　　　　保証の承諾

※日本政策金融公庫以外でもAパターンの融資（プロパー融資といいます）はありますが、開業当初は信用問題等により信用金庫等では実行されないことがほとんどです。

╭─ 押さえておきたい**ポイント**

借入金についてのチェックポイント－金利と据置期間－

借入条件について資金繰り上、検討したい点は主に2つです。

①金利

金利は、借入金残高に対して一定の計算式に基づき算定される利息です。金利が低ければそれだけ資金負担が減るため、非常に重要な要素です。金利の妥当性を検討する際には、複数の金融機関の条件を比較することをおすすめします。

多くは、日本政策金融公庫とメインバンクとなる信用金庫の2つを比較する方が多いように思います。ただ、同一条件であれば金利が低い方を選択すれば良いのでしょうか。前述の信用保証料や後述する据置期間等の条件も加味する必要があるため、単純に金利が低い金融機関というだけで借入先として選択すべきではありません。借入金の返済条件は長期的な経営判断となるため、ご自身の状況を加味して検討する必要があります。

②据置期間

据置期間とは、元金の返済が据え置かれ猶予される期間のことです。もっとも、猶予されるのは元金のみですので借入元本に対する利息は発生します。とはいえ、元金の返済がなければそれだけ資金負担が軽減されるため、資金繰り上、とても大きな効果があります。

特に、訪問看護事業等の医療・介護事業においては、保険請求の入金が実際のサービス提供から約2カ月遅れ（例えば1月提供分の保険請求収入の入金は3月下旬となるなど）のため、サービス業の中では売上から入金までのタイミングが比較的長い業種といえます。そのため、なるべく初期の返済負担を軽減するためにも、可能であれば1年程度の据え置き期間があると望ましいといえるでしょう。

3 資金を調達する
④事業計画書（創業計画書）の作成

● 法制度・仕組みの 必須知識 ●

事業計画書（創業計画書）はステーション開設のための重要資料

　「事業計画書」とは、自分（法人）の夢や目標を具体的な数字や行動計画として示した資料です。「創業計画書」という言葉も事業計画書の1つ（創業時の事業計画書）といえます。

　事業計画書は、外部への資金調達（創業融資等）の判断資料にもなるため、とても重要です。イメージとしては、金融機関等の第三者に対して自分の事業が「どのような理念に基づき」「どのような具体的行動をして」「どのように売上（利益）等の数字的な目標を達成するのか」を説明する資料といえます。本稿では、創業（開業）時の事業計画書について解説します。

　事業計画書には2つの特徴があります。

①事業の動機など創業者自身でなければ説明できない項目

②収支計画等の根拠を持った「数字」で説明しなければいけない項目

押さえておきたい ポイント

事業計画書（創業計画書）の書き方

　上記の具体的な内容については日本政策金融公庫の創業計画書が参考になるため、こちらに沿って解説します（図2-3-4A）。日本政策金融公庫以外の金融機関であっても、創業融資のチェック項目はおおよそ近い内容となります。

事業計画書　1〜8への記載内容

　このうち、「1 創業の動機〜6 お借入の状況」まではあまり迷わないかと思います。自身のこと及び訪問看護サービスに則った記載をすれば問題ありません。

　一方で、「7 必要な資金と調達方法」は創業時に必要な資金を、項目と数字を用いて記載する必要があります。この表の仕組みとしては、右側（調達の方法）の項目で資金調達の方法と金額を記載し（2章3—1、p61参照）、左側（必要な資金）上段（設備資金）に事業所の初期費用や車両購入費用、備品購入費用等の明細を記載します。特に、事業所と車両に関しては金額が高額となるため、契約書や見積書があれば必ず添付しましょう。左側下段（運転資金）については、人件費支払とその他経費の支払額を記載します。

　実際にすべての数字を記入した際は、左側（必要な資金）と右側（調達の方法）の合計が一致し

図 2-3-4A　創業計画書　介護事業の記載例

創　業　計　画　書　　　【記入例】　〔令和　○　年　○　月　○　日作成〕

お名前　**株式会社○**

> 創業のきっかけ、経歴、技術、事業の特徴などのポイントを記入してください。

1　創業の動機（創業されるのは、どのような目的、動機からですか。）

	公庫処理欄
・**介護サービス分野での今までの経験を活かし、より自分がやりたい介護をしたいと考えたため。**	
・**必要な人材が確保できる目途がたったため。**	

2　経営者の略歴等（略歴については、勤務先名だけではなく、担当業務や役職、身につけた技能等についても記載してください。）

年　月	内　容	公庫処理欄
H○年○月	**○○専門学校卒業**	
H○年○月～	**（株）○○商事　6年勤務**	
H○年○月	**○○ケアサポート（デイサービス）5年勤務（現在の月給25万円）**	
R○年○月	**開業予定**	
過去の事業経験	☑事業を経営していたことはない。 □事業を経営していたことがあり、現在もその事業を続けている。（⇒事業内容：　） □事業を経営していたことがあるが、既にその事業をやめている。（⇒やめた時期：　年　月）	
取得資格	□特になし　☑有（**介護職員初任者研修修了（旧ホームヘルパー2級）**　番号等　）	
知的財産権等	☑特になし　□有（　□申請中　□登録済　）	

3　取扱商品・サービス

		公庫処理欄
取扱商品・サービスの内容	① **通所介護サービス（小規模）**（売上シェア **80** %） ② **介護予防通所介護サービス**（売上シェア **20** %） ③（売上シェア　%）	
セールスポイント	・**訪問介護事業者（○○ヘルパーステーション）と連携することで、通所と訪問を効果的に組み合わせることができ、多様な利用者のニーズに対応することができる。**	
販売ターゲット・販売戦略	・**○○駅周辺にお住まいの要介護者**	
競合・市場など企業を取り巻く状況	・**△△市の高齢化率は××%と他地域よりも高く、今後も上昇する見通し。** ・**○○駅周辺には介護関連の施設が少なく、需要が見込める。**	

4　取引先・取引関係等

	フリガナ 取引先名 （所在地等（市区町村））	シェア	掛取引の割合	回収・支払の条件	公庫処理欄
販売先	**一般個人（自己負担）** （　）	**10** %	**0** %	**即金**　日〆　日回収	
販売先	**一般個人（介護保険）** （　）	**90** %	**100** %	**末**　日〆　**翌々月23**　日回収	
販売先	ほか　社	%	%	日〆　日回収	
仕入先	（　）	%	%	日〆　日支払	
仕入先	（　）	%	%	日〆　日支払	
仕入先	ほか　社	%	%	日〆　日支払	
外注先	（　）	%	%	日〆　日支払	
外注先	ほか　社	%	%	日〆　日支払	
人件費の支払	**末**　日〆　**翌20**　日支払（ボーナスの支給月　月、　月）				

> ・販売先・仕入先との結びつきがあれば記入してください。契約書・注文書などがあれば添付してください。
> ・販売・仕入条件について確認しておく必要があります。立地選定理由についても触れてください。

> ・借入金の返済元金はここから支払われることになります。
> ・個人営業の場合、事業主分の人件費はここに含まれます。

☆　この書類は、ご面談にかかる時間を短縮するために利用させていただきます。
なお、本書類はお返しできませんので、あらかじめご了承ください。
☆　お手数ですが、可能な範囲でご記入いただき、借入申込書に添えてご提出ください。
☆　**この書類に代えて、お客さまご自身が作成された計画書をご提出いただいても結構です。**

5　従業員

常勤役員の人数（法人の方のみ）	従業員数（3ヵ月以上継続雇用者※）	
1 人	**7** 人	（うち家族従業員）**1** 人 （うちパート従業員）**4** 人

※ 創業に際して、3ヵ月以上継続雇用を予定している従業員数を記入してください。

6　お借入の状況（法人の場合、代表者の方のお借入）

お借入先名	お使いみち	お借入残高	年間返済額
○○銀行△△支店	□事業 □住宅 ☑車 □教育 □カード □その他	**96** 万円	**24** 万円
	□事業 □住宅 □車 □教育 □カード □その他	万円	万円
	□事業 □住宅 □車 □教育 □カード □その他	万円	万円

7　必要な資金と調達方法

	必要な資金	見積先	金額	調達の方法	金額
設備資金	店舗、工場、機械、車両など（内訳）		**840** 万円	自己資金	**390** 万円
	・**施設内装工事**	**○○社**	**500**	親、兄弟、知人、友人等からの借入（内訳・返済方法）	万円
	・**車両購入**	**○×社**	**150**		
	・**什器・備品類**	**△△社**	**100**		
	・**敷金、保証金**		**90**	日本政策金融公庫　国民生活事業からの借入　**元金8万円×88回（年○．○%）**	**700** 万円
				他の金融機関等からの借入（内訳・返済方法） **○○銀行**　**300** **元金5万円×60回（年○．○%）**	**300** 万円
運転資金	商品仕入、経費支払資金など（内訳）		**550** 万円		
	・**人件費支払**		**400**		
	・**広告宣伝費等諸経費支払**		**150**		
	合　計		**1,390** 万円	合　計	**1,390** 万円

> 見積書などを添付してください。

> 金額は一致します。

8　事業の見通し（月平均）

		創業当初	1年後又は軌道に乗った後（○年○月頃）	売上高、売上原価（仕入高）、経費を計算された根拠をご記入ください。
売上高①		**210** 万円	**273** 万円	<**創業当初**> **①売上高　介護保険報酬平均単価30,000円×延べ70人＝210万円** **②原価率　8%** **③人件費　代表者1人、従業員3人、パート4人** **（代）20万円＋(従）20万円×3＋（パート）10万円×4＝120万円** **家賃　25万円** **支払利息（内訳）700万円×年○．○%÷12ヵ月＝○万円** **300万円×年○．○%÷12ヵ月＝○万円** **計3万円** **その他光熱費、消耗品費等　40万円** <**創業1年後（軌道に乗った後）**> **①創業当初の1.3倍（勤務時の経験から）** **②当初の原価率を採用** **③人件費　従業員1人、パート1人増　35万円増** **その他経費　15万円増**
売上原価②		**17** 万円	**22** 万円	
経費	人件費	**120** 万円	**155** 万円	
	家賃	**25** 万円	**25** 万円	
	支払利息	**3** 万円	**3** 万円	
	その他	**40** 万円	**55** 万円	
	合計③	**188** 万円	**238** 万円	
利益 ①－②－③		**5** 万円	**13** 万円	（注）個人営業の場合、事業主分は含めません。

> 人件費は、従業員数もわかるようにしてください。

> 支払利息（月間）は、「借入金×年利率÷12ヵ月」で算出します。

9　自由記述欄（追加でアピールしたいこと、事業を行ううえでの悩み、欲しいアドバイス等）

ほかに参考となる資料がございましたら、併せてご提出ください。

（日本政策金融公庫　国民生活事業）

出典：日本政策金融公庫ホームページ
https://www.jfc.go.jp/n/service/pdf/kaigyou00_190507b.pdf

表 2-3-4A ①　収支計画書例①

収支計画書　　開設前々月〜開設 10 カ月目（初年度）

	開設前々月 2月	開設前月 3月	開設1カ月目 4月	開設2カ月目 5月	開設3カ月目 6月	開設4カ月目 7月	開設5カ月目 8月	開設6カ月目 9月	開設7カ月目 10月	開設8カ月目 11月	開設9カ月目 12月	開設10カ月目 1月	計
収入予測													計
1 利用者数（人）	-	-	8	16	24	32	40	48	53	58	63	68	410
（参考）純増利用者数（当月-前月）（人）			8	8	8	8	8	8	5	5	5	5	7
2 利用者一人あたり訪問回数（回）	-	-	7	7	7	7	7	7	7	7	7	7	7
3 延訪問回数（1*2）（回）	·	·	56	112	168	224	280	336	371	406	441	476	2,870
4 利用単価（円）	-	-	9,160	9,160	9,160	9,160	9,160	9,160	9,160	9,160	9,160	9,160	9,160
5 保険請求額（9割）3*4*0.9（千円）	-	-	462	923	1,385	1,847	2,308	2,770	3,059	3,347	3,636	3,924	23,660
6 利用者負担（1割）3*4*0.1（千円）	-	-	51	103	154	205	256	308	340	372	404	436	2,629
7 収入額計（5+6）（千円）			513	1,026	1,539	2,052	2,565	3,078	3,398	3,719	4,040	4,360	26,289

	2月	3月	4月	5月	6月	7月	8月	9月	10月	11月	12月	1月	計
前月繰越額（A）	3,000	10,752	9,059	6,836	4,561	2,818	1,588	872	668	552	897	513	3,000
経常収入 保険請求入金					462	923	1,385	1,847	2,308	2,770	3,059	3,347	16,101
利用者負担金入金					51	103	154	205	256	308	340	372	1,789
その他入金					20	20	20	20	20	20	20	20	160
経常収入合計（B）	0	0	0	0	533	1,046	1,559	2,072	2,585	3,098	3,418	3,739	18,049
経常支出 役員報酬	400	400	400	400	400	400	400	400	400	400	400	400	4,800
従業員給料	0	700	1,050	1,050	1,050	1,050	1,050	1,050	1,400	1,400	1,400	1,750	12,950
従業員賞与	0	0	0	0	0	0	0	0	0	1,050	0	0	1,050
法定福利費	0	60	165	218	218	218	218	218	218	270	270	428	2,498
福利厚生費	0	5	5	5	5	5	5	5	5	5	5	5	55
地代家賃	110	130	140	140	140	140	140	140	150	150	150	160	1,690
水道光熱費	30	30	30	30	30	30	30	30	30	30	30	30	360
通信費	10	30	40	40	40	40	40	40	50	50	50	60	490
旅費交通費	10	30	40	40	40	40	40	40	50	50	50	60	490
衛生費	5	15	20	20	20	20	20	20	25	25	25	30	245
車両費	40	120	160	160	160	160	160	160	200	200	200	240	1,960
支払手数料	50	50	50	50	50	50	50	50	50	50	50	50	600
保険料	10	10	10	10	10	10	10	10	10	10	10	10	120
広告宣伝費	300	30	30	30	30	30	30	30	30	30	30	30	630
消耗品費	50	50	50	50	50	50	50	50	50	50	50	50	600
支払利息	13	13	13	13	13	13	13	13	13	13	13	13	156
その他経費	20	20	20	20	20	20	20	20	20	20	20	20	240
経常支出合計（C）	1,048	1,693	2,223	2,276	2,276	2,276	2,276	2,276	2,701	2,753	3,803	3,336	28,934
経常収支（D）=（B−C）	-1,048	-1,693	-2,223	-2,276	-1,743	-1,230	-717	-204	-116	345	-385	403	-10,884
売上高経常収支率（参考 D/B）					-327%	-118%	-46%	-10%	-4%	11%	-11%	11%	-62%
財務収支 借入金入金	10,000												10,000
借入金返済	0	0	0	0	0	0	0	0	0	0	0	0	0
財務収支合計（E）	10,000	0	0	0	0	0	0	0	0	0	0	0	10,000
投資設備等 敷金備品等	-1,200												-1,200
その他収支合計（F）	-1,200	0	0	0	0	0	0	0	0	0	0	0	-1,200
当月差引金額（G）=（D+E+F）	7,752	-1,693	-2,223	-2,276	-1,743	-1,230	-717	-204	-116	345	-385	403	-2,084
翌月繰越金額（A+G）	10,752	9,059	6,836	4,561	2,818	1,588	872	668	552	897	513	916	916

職員データ	2月	3月	4月	5月	6月	7月	8月	9月	10月	11月	12月	1月	計（延）
役員（人）	1	1	1	1	1	1	1	1	1	1	1	1	12
看護職員（人）	0	2	2	2	2	2	2	2	3	3	3	3	26
リハビリ職員（人）			1	1	1	1	1	1	1	1	1	2	11
職員平均給与※役員除く（千円）	0	350	350	350	350	350	350	350	350	350	350	350	350
訪問担当者数（人）	0	0	2	4	6	8	10	12	11	12	13	11	7
訪問担当者一人あたり利用者数（人）	0	0	14	28	42	56	70	84	74	81	88	79	51
訪問担当者一人あたり収入額（千円）	0	0	128	256	385	513	641	769	680	744	808	727	471
（参考）人件費計	400	1,160	1,615	1,668	1,668	1,668	1,668	1,668	2,018	2,070	3,120	2,578	21,298
（参考）人件費比率			314.8%	162.5%	108.4%	81.3%	65.0%	54.2%	59.4%	55.7%	77.2%	59.1%	81.0%

※（参考）人件費比率は当月の（役員報酬＋従業員給料＋従業員賞与＋法定福利費）／経常収入× 100（%）にて算出している

ているかどうかを確認することも重要です。例えば、（必要な資金）＞（調達方法）であれば、必要な資金の見積を削減し必要な資金の調整をするか、自己資金を増やす・融資額を増やす必要があるでしょう。一方で、1,500 万円前後の資金調達を計画している場合には（必要な資金）＜（調達の方法）となることはほとんどないでしょう。もし、（必要な資金）＜（調達の方法）となる場合は、（必要な資金）の見積りが甘い可能性もあります。次項の「8 事業の見通し」で詳細に検討するとよいでしょう。

「8 事業の見通し」について、筆者は収支計画に基づいて考えるとより詳細にイメージできるた

表 2-3-4A ② 収支計画書例②（①のつづき）

収支計画書② 開設 11 カ月目〜開設 22 カ月目

収入額	開設11カ月目	開設12カ月目	開設13カ月目	開設14カ月目	開設15カ月目	開設16カ月目	開設17カ月目	開設18カ月目	開設19カ月目	開設20カ月目	開設21カ月目	開設22カ月目	計
収入予測	2月	3月	4月	5月	6月	7月	8月	9月	10月	11月	12月	1月	計
1 利用者数（人）	68	68	68	68	68	68	68	68	68	68	68	68	816
（参考）純増利用者数（当月-前月）（人）	0	0	0	0	0	0	0	0	0	0	0	0	0
2 利用者一人あたり訪問回数（回）	7	7	7	7	7	7	7	7	7	7	7	7	7
3 延訪問回数（1*2）	476	476	476	476	476	476	476	476	476	476	476	476	5,712
4 利用者単価（円）	9,160	9,160	9,160	9,160	9,160	9,160	9,160	9,160	9,160	9,160	9,160	9,160	9,160
5 保険請求額（9割）3*4*0.9	3,924	3,924	3,924	3,924	3,924	3,924	3,924	3,924	3,924	3,924	3,924	3,924	47,090
6 利用者負担額（1割）3*4*0.1	436	436	436	436	436	436	436	436	436	436	436	436	5,232
7 収入額計（5+6）	4,360	4,360	4,360	4,360	4,360	4,360	4,360	4,360	4,360	4,360	4,360	4,360	52,322
前月繰越額（A）	916	1,474	2,324	3,174	4,025	3,039	3,617	4,471	5,326	6,182	7,039	6,059	916
経常収入 保険請求入金	3,636	3,924	3,924	3,924	3,924	3,924	3,924	3,924	3,924	3,924	3,924	3,924	46,801
利用者負担額	404	436	436	436	436	436	436	436	436	436	436	436	5,200
その他入金	20	20	20	21	22	23	24	25	26	27	28	29	285
経常収入合計（B）	4,060	4,380	4,380	4,381	4,382	4,383	4,384	4,385	4,386	4,387	4,388	4,389	52,286
経常支出 役員報酬	500	500	500	500	500	500	500	500	500	500	500	500	6,000
従業員給料	1,838	1,838	1,838	1,838	1,838	1,838	1,838	1,838	1,838	1,838	1,838	1,838	22,050
従業員賞与					1,838						1,838		3,675
法定福利費	323	351	351	351	351	626	351	351	351	351	351	626	4,731
福利厚生費	5	5	5	5	5	5	5	5	5	5	5	5	60
地代家賃	160	160	160	160	160	160	160	160	160	160	160	160	1,920
水道光熱費	30	30	30	30	30	30	30	30	30	30	30	30	360
通信費	60	60	60	60	60	60	60	60	60	60	60	60	720
旅費交通費	60	60	60	60	60	60	60	60	60	60	60	60	720
衛生費	30	30	30	30	30	30	30	30	30	30	30	30	360
車両費	240	240	240	240	240	240	240	240	240	240	240	240	2,880
支払手数料	50	50	50	50	50	50	50	50	50	50	50	50	600
保険料	10	10	10	10	10	10	10	10	10	10	10	10	120
広告宣伝費	30	30	30	30	30	30	30	30	30	30	30	30	360
消耗品費	50	50	50	50	50	50	50	50	50	50	50	50	600
支払利息	13	13	13	13	13	13	13	13	13	13	13	13	156
その他経費	20	20	20	20	20	20	20	20	20	20	20	20	240
経常支出合計（C）	3,418	3,446	3,446	3,446	5,284	3,722	3,446	3,446	3,446	3,446	5,284	3,722	45,552
経常収支（D）=（B−C）	642	934	934	935	-901	661	938	939	940	941	-895	667	6,735
売上高経常収支率（参考D/B）	16%	21%	21%	21%	-21%	15%	21%	21%	21%	21%	-20%	15%	13%
財務収支 借入金入金													
借入金返済	-84	-84	-84	-84	-84	-84	-84	-84	-84	-84	-84	-84	-1,008
財務収支合計（E）	-84	-84	-84	-84	-84	-84	-84	-84	-84	-84	-84	-84	-1,008
その他 敷金 備品等	0	0	0	0	0	0	0	0	0	0	0	0	0
その他収支合計（F）	0	0	0	0	0	0	0	0	0	0	0	0	0
当月差引金額（G）=（D+E+F）	558	850	850	851	-985	577	854	855	856	857	-979	583	5,727
翌月繰越金額（A+G）	1,474	2,324	3,174	4,025	3,039	3,617	4,471	5,326	6,182	7,039	6,059	6,643	6,643

職員データ	2月	3月	4月	5月	6月	7月	8月	9月	10月	11月	12月	1月	計（延）
役員（人）	1	1	1	1	1	1	1	1	1	1	1	1	1
看護職員（人）	3	3	3	3	3	3	3	3	3	3	3	3	3
リハビリ職員（人）	2	2	2	2	2	2	2	2	2	2	2	2	2
職員平均給与※役員除く（千円）	350	350	350	350	350	350	350	350	350	350	350	350	350
訪問担当者一人あたり利用者数（人）	11	11	11	11	11	11	11	11	11	11	11	11	11
訪問担当者一人あたり訪問回数（回）	79	79	79	79	79	79	79	79	79	79	79	79	79
訪問担当者一人あたり収入額（千円）	727	727	727	727	727	727	727	727	727	727	727	727	727
（参考）人件費計	2,660	2,688	2,688	2,688	4,526	2,964	2,688	2,688	2,688	2,688	4,526	2,964	36,456
（参考）人件費比率	61.0%	61.7%	61.7%	61.7%	103.8%	68.0%	61.7%	61.7%	61.7%	61.7%	103.8%	68.0%	69.7%

※（参考）人件費比率は当月の（役員報酬＋従業員給与＋従業員賞与＋法定福利費）／収入額計×100（%）にて算出している

め、「別紙参照」と記載して、エクセルなどの表計算ソフトで作成することをお勧めしています。

収支計画書の作成

サンプルで掲載している収支計画書は、実際に融資で使用した計画書の項目ですが、いくつかの要点を抑えれば会計の専門知識がなくとも作成することは可能です（表 2-3-4A ①、A ②）。なお、各項目についての解説は、表 2-3-4B（p73）にも示しています。

収支計画書からわかること

　サンプルの収支計画書からわかることは下記の通りです。実際の融資審査の際も、これらの要点を意識して説明できると好印象が見込めます。

①資金調達は自己資金 3,000 千円（前月繰越額）、銀行融資 10,000 千円（財務収支）でスタート。開設 2 カ月前より事業所を借りる。

②収入については利用者数が 8 名ずつ増加し、初年度（開設 10 カ月目）の経常収入額（入金額）は 18,049 千円を見込んでいる。

③経常支出額は給与等の人件費支払と家賃等の支払が多く、経常収支がマイナス（赤字）の月が多い。

④経営が安定する開設 10 カ月目以降（開設 2 年目）からは、安定的な黒字が見込まれる。

収支計画書を作成する際のポイント

　収支計画書を作成するためには、いくつかの前提を理解する必要があります。

①収入予測（経常収入）

　訪問看護ステーションにおける収入額の最大の特徴は制度上、売上が 2 カ月後に入金されるという点です。そのため、収入額（7）は発生の 2 カ月に経常収入（B）に計上されることとなります。このタイムラグを考慮しないで収支計画書を作成すると、資金が足りなくなる可能性があります。

　また、収入額の基本は「単価×数量」で考えますが、このうち単価については医療保険、介護保険ごとの単価と割合の見積りが重要となります。本計画においては医療保険 10,000 円、介護保険単価 8,800 円、訪問割合 3：7= 単価 9,160 円にて算定しています。

　次に、数量については訪問回数の見積りが重要となります。訪問回数は利用者数×利用者 1 人あたり訪問回数で設定することが可能です。本計画においては利用者数を開設 6 カ月目まで純増 8 名（以降は純増 5 名）、利用者 1 人あたり訪問回数を 7 回で算定しています。以上の結果、初年度の収入予測は 26,289 千円となりました。

　ただし、入金額は 2 カ月遅れのため、実際の開設初年度の入金額（経常収入）は、その他入金（自費）と合わせて 18,409 千円になる見込みです。

②経常支出

　経常支出とは、訪問看護ステーション経営において発生するさまざまな支払（費用）の総称です。

　経常支出で金額の大きい項目は、給与及びそれに伴う法定福利費（法人負担の社会保険料）である「人件費」と事業所家賃及び駐車場代等の「地代家賃」です。これらで費用全体の 8 割近くを占めるケースもあります。そのため、人件費と地代家賃の見積りが重要です。

　ここでのポイントとして、人件費については給与・賞与の金額設定自体も重要ですが、給与締日と支給日も重要です。例えば給与支払について、15 日締め 30 日払いとするケースと末日締め、翌 25 日払いとするケースでは、後者の方が給与支払のタイミングが遅いため資金繰り上、非常に有利となります。本計画においてはそこまで詳細な設定はしていませんが、経営上は重要性の高い検討項目といえます。

　その他の支出項目については各項目についての解説を参照してください。

③財務収支

　財務収支は、主に借入金の入金と返済を記載します。本計画書においては開設前々月に融資が実

行されることを想定して借入金入金を 10,000 千円としています。借入金返済は一年間の据置を想定しているため、初年度は発生していません。借入金については「7　必要な資金と調達方法」の借入金額と一致している必要があります。

④設備投資等

　訪問看護ステーションは大型の機械等を必要としないため、設備投資等の主な支出内容は事業所の初期費用（敷金等）と備品（パソコンやデスク等）になります。「7　必要な資金と調達方法」の設備資金と一致している必要があります。

⑤前月繰越額と翌月繰越額

　前月繰越額は当初の自己資金からスタートします。そして、上記①〜④の収入・支出を加味することで最終的なその月の資金残高である翌月繰越額が算定されます。

　そして、収支計画書上もっとも重要なことは、この翌月繰越額が絶対にマイナスになってはいけないということです。翌月繰越額がマイナスになるということは、資金ショートが発生する計画であることを意味しており、そもそも融資対象になり得ません。別の言い方をすれば、資金ショートをおこさないために必要な金額を融資してもらうための説明資料が収支計画書です。

⑥職員データについて

　収支計画書の妥当性を検討するための補足項目として、職員データを作成することをおすすめします。人件費の積算根拠や訪問担当者 1 人あたりの訪問回数などを設定することにより、無理のない計画を作成することが可能です。

　これは、例えば訪問担当者 1 人当たりの訪問回数が 150 回を超えるような収入予測となっていれば、それは明らかに実現不可能な計画であることがわかります。個人的には、訪問担当者 1 人当たりの訪問回数は、初年度では最大でも 80 回〜90 回前後となる計画が現実的ではないかと考えています。

⑦開設 11 カ月目以降

　開設 11 カ月目以降（p70 表 2-3-4A ②）は開設 10 カ月目の収入が継続すると仮定し、一方で支出条件は役員報酬を 400 千円から 500 千円に、さらに給与を 5％アップさせその他は同条件で試算しています。その結果、人件費を増加させても賞与を支払う 6 月と 12 月以外は経常収支がプラスとなり安定的な黒字化が見込める状況であることがわかりました。

＊

　多くの方はこのような収支計画書を見たことがなかったかと思いますが、各項目についての解説（表 2-3-4B）を読んでいただければ、どの項目にどのような数字を用いているか理解できるでしょう（なるべく計算式を明示し詳細な解説を加えたつもりです）。

　筆者もこれまで多くの方に収支計画書の作成支援をしてきましたが、導入部分を支援するだけで、あとは自力で作成される方がほとんどです。また、多くの方が実際に作ってみると簡単だった、数字を変えて考えるのが楽しくなったと言っています。

　事業を数字で考える、事業を数字でイメージできることは経営者として大きな武器になります。そのため、ぜひ本計画書を参考にご自身でも作成に挑戦していただければうれしく思います。

表 2-3-4B　収支計算書の用語解説

【各項目についての解説】

	収入予測		
1	利用者数（人）		各月の利用者数
	（参考）純増利用者数（当月 - 前月）（人）		新規契約者数等（増加要因）及び死亡等に伴う契約解除数（減少要因）を考慮
2	利用者一人あたり訪問回数（回）		利用者一人あたりの平均訪問回数
3	延訪問回数（1*2）		利用者数×利用者一人あたり訪問回数
4	利用者単価（円）		医療保険 10,000 円、介護保険単価 8,800 円、訪問割合 3：7=9,160 円
5	保険請求額（9 割）3*4*0.9		上記訪問単価のうち、9 割を保険請求分とする
6	利用者負担額（1 割）3*4*0.1		上記訪問単価のうち、1 割を利用者自己負担額とする
7	収入額計（5+6）		保険請求額＋利用者負担額

	前月繰越額（A）		自己資金 3,000 千円を計上
経常収入	保　険　請　求　入　金		上記保険請求額が 2 カ月後に入金される
	利　用　者　負　担　額		上記利用者負担額が 2 カ月後に入金される
	そ　の　他　入　金		エンゼルケア等の自費
	経　常　収　入　合　計（B）		上記合計額
経常支出	役　　員　　報　　酬		代表者報酬
	従　業　員　給　料		職員数×職員平均給与にて算定
	従　業　員　賞　与		6 月、12 月に基本給の×1 カ月分を支給（雇用 6 月以上が要件）
	法　定　福　利　費		給与賞与の 15％を法人負担の法定福利費として計上
	福　利　厚　生　費		健康診断、慶弔金、歓迎会等の平均額
	地　　代　　家　　賃		事務所家賃 100 千円、駐車場代（人員数×10 千円）
	水　道　光　熱　費		電気・ガス・水道代
	通　　　信　　　費		携帯電話、タブレット使用料等（人員数×10 千円で計上）
	旅　費　交　通　費		職員通勤費、訪問先の駐車場代等（人員数×10 千円で計上）
	衛　　生　　費		ユニフォーム代、洗濯代等（人員数×5 千円で計上）
	車　　両　　費		車両リース、ガソリン代等（人員数×40 千円で計上）
	支　払　手　数　料		請求ソフト、税理士・社労士等への支払額
	保　　　険　　　料		賠償責任保険料等
	広　告　宣　伝　費		HP 作成費（初月のみ）、パンフレット代等
	消　　耗　　品　　費		消耗品（医療用消耗品含む）の購入費用
	支　　払　　利　　息		下記「借入金返済」参照
	そ　の　他　経　費		雑費等
	経　常　支　出　合　計（C）		上記合計額
	経常収支（D）＝（B−C）		経常収入−経常支出額

財務収支	借　入　金　入　金		開設前々月に借り入れたものとする
	借　入　金　返　済		元金均等返済、据置期間 1 年、返済期間 7 年、金利 1.6％にて計算
	財　務　収　支　合　計（E）		上記収支合計
その他	敷　金　備　品　等		創業計画書「必要な資金（設備資金）」の数字と一致
	そ　の　他　収　支　合　計（F）		上記収支合計
	当月差引金額（G）＝（D+E+F）		単月での差引金額合計
	翌月繰越金額（A+G）		翌期への繰り越し金額合計

必要な資金	項目	金額（千円）	調達の方法	金額（千円）
設備投資	敷金・備品等	1,200	自己資金	3,000
運転資金	地代家賃	940	借入金	10,000
	人件費	9,845		
	その他経費	1,015		
	計	13,000	計	13,000

必要な資金の調達方法と収支計画表との関係

自己資金	当初の前月繰越金と一致する必要あり
借入金	借入金入金額と一致する必要あり
敷金・備品等	設備資金（敷金、備品等）と一致する必要あり
地代家賃	開設 5 カ月目までの累計を計上
人件費	開設 5 カ月目までの累計を計上
その他経費	調達方法と必要資金との差額（概算計上）

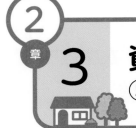

資金を調達する
⑤融資担当者との面談のコツ

2章 3

● 法制度・仕組みの **必須知識** ●
安心できる事業計画の説明が融資につながる

　金融機関へ融資を申し込むと、書類提出後に融資担当者と面談を行います。その後、現地（事務所）確認などを経て融資額が決定し、金銭消費貸借契約書の締結後に開業資金が入金されます。

　ところで、金融機関の融資担当者からすると創業（開業）融資は法人の事業実績がないことから、融資判断は実質的に創業者からの説明による部分が大きくなります。そのため、融資担当者と創業者との面談は非常に重要な機会といえます。そこで、融資担当者が創業（開業）融資の際に質問することが想定される内容と回答のポイントを紹介します。

　もっとも、金融機関は創業を応援したいと考えています。特に、訪問看護事業は介護保険制度などに基づいた明確なビジネスモデルであるため、好印象を得やすい傾向にあります。そのため、安心して融資してもらえるよう事業計画を丁寧に説明できれば問題ないでしょう。

図 2-3-5　訪問看護の受給者数の推移

（千人）

	平成19年	平成20年	平成21年	平成22年	平成23年	平成24年	平成25年	平成26年	平成27年	平成28年	平成29年	平成30年	平成31年
総数	249.4	252.8	259.2	272.7	284.4	305.1	328.6	354.9	386.9	422.5	463.2	506.7	542.7
要介護5	59.6	58.8	59.0	63.5	65.8	67.9	68.2	67.5	68.3	69.3	70.5	71.7	72.4
要介護4	45.4	46.6	47.2	49.7	49.9	52.9	55.4	58.3	62.0	64.8	69.2	73.7	76.5
要介護3	44.2	47.1	49.0	47.3	45.6	48.1	51.7	55.7	60.5	65.5	70.7	76.7	81.7
要介護2	44.6	47.0	48.7	51.5	56.3	62.0	67.9	74.7	83.9	93.1	103.1	114.4	124.0
要介護1	36.0	31.3	31.9	36.1	40.3	44.9	51.7	59.4	66.9	77.0	88.1	99.8	109.0
要支援2	12.6	15.6	16.3	17.4	18.3	20.4	23.2	26.5	30.4	35.4	40.9	46.8	52.6
要支援1	6.3	6.2	6.3	7.0	8.0	8.7	10.3	12.5	14.6	17.3	20.3	23.2	26.0

※総数には、月の途中まで要介護から要支援（又は要支援から要介護）に変更となった者を含む。
※経過的要介護は含まない。

出典：厚生労働省「介護給付費等実態統計（旧：調査）」（各年4月審査分）

押さえておきたい*ポイント*

融資担当者からの想定質問事項と回答のポイント

①創業者自身のこと（最重要）

　創業融資においては法人の事業実績がないため、創業者自身の人格や経歴を重視します。具体的に想定される質問項目は下記の通りです。

　自身の職務経歴／訪問看護の経験や役職（管理者経験）等／創業の動機（熱く語ってください！）／借入の状況（住宅ローンや自動車ローンなど）

　これらは答えやすい内容だと思いますので、事前に回答を用意しておくとよいでしょう。

②訪問看護事業の特徴（事業として成立するのか）

　融資担当者の多くは訪問看護を知りません。医療・介護は当事者が思っているよりもずっとニッチで複雑な業界です。そのため、融資担当者が訪問看護事業は将来性があり事業として継続することが十分可能であるという判断材料を提供できれば十分です。具体的には、訪問看護は誰にどのようなサービスを提供するのかといった基本的な内容から、事業として将来性を含め安定経営が見込める点等を丁寧に説明することが必要です。

　厚生労働省の資料は、訪問看護をわかりやすく説明する際に役立ちます。社会保障審議会（介護給付費分科会）（https://www.mhlw.go.jp/stf/shingi/shingi-hosho_126698.html）や介護事業経営実態調査（https://www.mhlw.go.jp/toukei/list/78-23.html）の資料などを一度読み込んでおくと、自身の理解も深まりよいと思います。必要に応じて、これらの資料の図表を用いて訪問看護の市場（受給者数）が伸びている将来性のある事業であることを伝えるのも 1 つの方法です（図 2-3-5）。これらは、経営者として一度は読んでおきたい資料でもあります。ぜひ目を通してください。

③地域の特徴（マーケティング）

　訪問看護ステーションは地域密着型の事業であるため、どの地域に事業所を構えるかは重要です。競合他社が多くいる地域や事業所数に比して、人口が少ない地域などへの創業は懸案事項といえます。ただし、現状は訪問看護ステーション数はまだまだ足りないと言われている状況であることを考えると、そこまで緻密なマーケティングが求められているわけではないと言えるでしょう。

　とはいえ、最低限の事項として、下記あたりは説明できるとよいでしょう。

　地域の人口／地域の高齢者数／地域の要介護認定者数／近隣の訪問看護ステーション数

　人口動態は、都道府県や市町村のホームページ等から検索ができますし、近隣の訪問看護ステーション数は都道府県の訪問看護協議会等で把握することが可能です。

④事業計画（収支計画）の説明

　前項の、2 章 3—4「事業計画書（創業計画書）の作成」（p67）を参照してください。

*

　融資担当者との面談は、融資が決定する大切な場面であると同時に、自身の事業を第三者に説明できる貴重な機会でもあります。上記をスムーズに答えられれば、融資審査において好印象が得られるのではないかと思います。

④ スタッフ採用と人事・労務管理
①スタッフの確保
―2.5 人での経営は困難

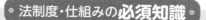

法制度・仕組みの 必須知識

人員は業務内容を考慮して適切数を確保する

　都道府県知事から「指定居宅サービス事業者（訪問看護）」の指定を受けてステーションを開設するにあたり、以下の「指定訪問看護の事業の人員及び運営に関する基準」を満たす必要があります（表 2-4-1）。

（1）看護師等の員数
① 基準第 2 条第 1 項第 1 号に規定する保健師、助産師、看護師又は准看護師（以下「看護職員」という。）の員数については、指定訪問看護ステーションの看護職員の勤務延時間数を当該指定訪問看護ステーションにおいて常勤の看護職員が勤務すべき時間数で除して得た数が 2.5 以上と定められたが、これについては、職員の支援体制等を考慮した最小限の員数として定められたものであり、各地域における指定訪問看護の利用の状況や利用者数及び指定訪問看護の事業の業務量を考慮し、適切な員数の人員を確保するものとする。
　令 2.3.5　保発 0305 第 4 号「指定訪問看護の事業の人員及び運営に関する基準について」の一部改正について　第 3　②（2）①より

表 2-4-1　常勤換算の計算方法（例）
常勤の従業者が勤務すべき時間数 32 時間を基本とした場合

人員配置の例	常勤の人数　＋　$\dfrac{非常勤の勤務時間}{常勤の実働時間}$　（常勤換算の基本）	
① 　常勤看護師（管理者 1 人） ② 　常勤看護師　　　　　1 人 ③ 　パート看護師　　週 20 時間勤務	$2 + \dfrac{20 時間}{38 時間} =$	**2.53**
① 　常勤看護師（管理者 1 人） ② 　パート看護師　　週 20 時間勤務 ③ 　パート看護師　　週 20 時間勤務 ④ 　パート看護師　　週 20 時間勤務	$1 + \dfrac{20 時間 ＋ 20 時間 ＋ 20 時間}{38 時間} =$	**2.58**

※常勤換算とは、例えば半日勤務の非常勤職員は、常勤職員 0.5 人と数えて計算します。また、管理者として常勤の保健師または看護師が必要です（管理者は看護職員を兼ねることもできます）。看護職員 1 人は常勤職員が必要になります。
※理学療法士、作業療法士もしくは言語聴覚士を適当数配置することができます。
※「常勤換算方法」の計算に当たり、職員が育児・介護休業法による短時間勤務制度等を利用する場合、週 30 時間以上の勤務で常勤換算での計算上も 1（常勤）と扱うことが認められます。

機能強化型訪問看護管理療養費の算定は経営の安定に寄与する

2014年の診療報酬改定による機能強化型訪問看護管理療養費の設置は、より手厚い訪問看護の提供体制を推進し、質の高い訪問看護の確保を目的として設定されたものです。しかし現状は、3人未満の小規模ステーションが19.6%　3～5人の中規模ステーション42.7%、7人以上のステーションは17.8%です（図2-4-1）。

24時間体制、退院支援から日常の療養支援、悪化防止と急変時の対応、看取り支援などを求められるなか、月の緊急対応を何人の職員で対応できるか、一日何件の訪問で採算が合うのか試算しなくてはなりません。常勤者が少ないと、何年も管理者が緊急電話を持ち対応しているという状態になりかねません。また、職員の研修や学会参加のための休みの調整がしにくく、現任研修の機会の確保も難しくなります。あるいは体調不良で休暇が必要な場合は、残った職員で協力し訪問件数を増やす、または訪問を休みとさせていただくなどの対応が必要になります。

筆者のステーションでも開設当初このような状況が続き、経営的に大変厳しい数年間を経験しました。人数が多いステーションほど、経営は安定し黒字経営になるとデータが示されています。筆者のステーションは3年前に常勤看護師が6名になり、より重症の利用者の受け入れが増加し、また、自宅での看取りの件数も増え、2019年に機能強化型2を取得することができました。これは経営的な安定に大きく寄与しています。

図 2-4-1　看護職員規模別の訪問看護ステーション数（割合）

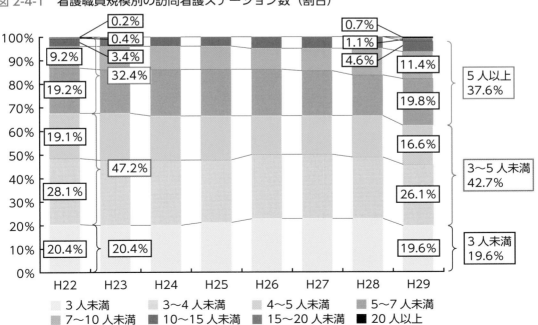

資料：厚生労働省「介護サービス施設・事業所調査（各年10月）」特別集計

4 スタッフ採用と人事・労務管理
②必要な人材像の検討

管理者として重要視する資質を明確にし、自ステーションの特徴を強化してくれるかを考える

　地域包括ケアの時代、在宅ケアの対象者は急増し、重度化・多様化・複雑化しています。これからの訪問看護は量的拡大、機能拡大、質の向上を念頭に事業を展開していくことが求められます。地域包括ケアシステムにおいては24時間365日、必要なときに質の高い訪問看護サービスを届ける仕組みが必要となります。そのためには、まずは訪問看護師の確保です。誰でもよいというわけにはいきません。

　訪問看護師に限らず、看護師としての基本姿勢、マナー、コミュニケーション力、仕事に取り組む姿勢、職務責任、職務内容、看護倫理観が必要であることは言うまでもありません。対応の基本は「相手の立場に立つこと」です。特に訪問看護師は、多くの場合1人で訪問し、利用者の住まいで看護を行うため、これが強く求められます。

　人となり、技術、専門的知識、良好な人間関係が築ける協調性、これらを備えたうえで、いかにして信頼関係を築いていくか。看護師1人ひとりが学び、考え、実践することが求められます。そして、訪問看護師は、利用者や家族だけではなく、医師やケアマネジャーをはじめ、多職種との連携、協働の姿勢が常に求められています。私たちは歩く広告塔とも言えます。マナーをわきまえ、身だしなみを整え、丁寧な話し方を心得、そして、安全に配慮して事故防止に努めなければなりません。事業所内での業務に関しては、仕事の連絡報告を密に行うことが重要です。当たり前の事のように思えるかもしれませんが、熟練した看護師でもできていないことが多いと感じる部分です。

　ご自身の家族に訪問看護師が入ることを想像してみてください。とても明るく、親切な看護師だが、点滴やバルンカテーテルの交換などは苦手で、時間がかかったり痛みを伴ったりする。反対にコミュニケーションがやや苦手であまり会話のない看護師だが、点滴やカテーテル交換等で手際がよくて苦痛も最小限で実施できる。このような場合、利用者やご家族はどのように感じるでしょうか。すべてにおいて100点の看護師はいません。なぜなら相手によって求められることが違うからです。それぞれが自身の強み、弱みを知り自己研鑽する。先輩看護師や管理者に相談しながら知識や技術を高めていく姿勢が大事ではないでしょうか。利用者によっては、1回の失敗ですぐに担当を変えてくださいと言われることがあります。日頃からの信頼関係が大きいと思います。

　訪問看護は時間の制約はありますが、一人ひとりの利用者のケア時間を1時間前後持つことができます。個別の対応が責任もあり、またやりがいにもなります。予防的なかかわりから救急対応や看取りなど実践で学び役割を果たしながら自身の成長につながります。経験、知識、技術はもち

ろん大切ですが、すべてを兼ね備えた人はなかなかいるものではありません。経営者・管理者としてなにを重視するかを考え、足りない部分は後からの成長に期待できるような人物が、現実的には理想と言えるかもしれません。

　もう1つの重要な観点が、ステーションの特徴・強みを強化してくれる人材かということです。

　在宅ケアの対象者は重度化・多様化・複雑化しており、より専門的な資格を持つ看護師が必要とされています。認定看護師・専門看護師が地域で力を発揮できる場が多くなり、報酬もつくようになりました。筆者のステーションでは、慢性呼吸器疾患認定看護師が在籍しています。直接報酬にはなりませんが、呼吸器科疾患の利用者や神経難病の方が多く、在宅酸素療法、人工呼吸器装着などでより専門的な知識と技術が発揮され、利用者・家族の安心のみならず同僚スタッフへの相互育成となり、スタッフの安心やスキルアップとなっています。連携する医療機関からの信頼も得て、新規利用者の増加につながっています。また近年新卒の訪問看護師も積極的に確保し、現場での育成システムが教育モデルとして確立しています。

　ステーションの特徴や強みを生かすための人材集めも、戦略として大事なことと思われます。

表 2-4-2　人材採用の重要な視点

・経営者・管理者として重視する部分の能力を備えているか、あるいは成長が期待できるか ・専門的な資格・知識など、自ステーションの特徴・強みを強化してくれる人材か

■引用参考文献
東京都. 訪問看護 OJT マニュアル　新任訪問看護師の育成と定着のために. 平成 25 年 3 月,

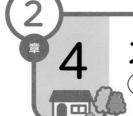

4 スタッフ採用と人事・労務管理
③さまざまな求人方法

> 法制度・仕組みの**必須知識**
>
> ## 多様な方法で人材を募集するとともに、
> ## 労働環境の整備にも配慮する

　筆者のステーションは開設13年目、20名の職員が在籍しています。それぞれのスタッフの求人方法は多様です。開設当初は知人の紹介で2.5人からスタートしました。開設後も友人、知人からの紹介や病院・クリニックの看護師に紹介してもらえるよう相談するなど、あらゆる方法で看護師獲得に奔走しました。

　ナースセンターやハローワークへの登録。地域の新聞折り込みでの募集。タウン誌への看護師募集広告の出稿。数年間で応募があったのが、ナースセンターからの1件のみでした。人材紹介会社という方法もありますが、起業間もないステーションでは職員募集に多くの経費をかけられません。予算の中で、広告費や人件費などを考え採用計画を立てなければなりません。さまざまな求人方法があるため、事業所の実情に合わせて適切な方法を選択する必要があります。

　訪問看護ステーションの成功は人次第といっても過言ではありません。管理者連絡会などの情報交換でも、看護師の採用は常に話題になります。人材紹介会社からの紹介で入職した職員がすぐに辞めてしまったなどの情報を聞くと、人材紹介会社の利用を躊躇することもあります。

　就職や転職を希望する看護師の多くがインターネットを活用し、転職サイトに登録して就職活動を行う傾向があります。また、直接紹介ではなく事業所のホームページを見て求職者自身が応募してくる例も増えています。人材採用を目的に、人材紹介会社に依頼して興味を惹くホームページを作ってもらい、人材が集まったという事業所もあるようです。ホームページ自体は、知識があれば自分で作ることも可能ですが、時代の雰囲気にあったスタイルや内容とし、定期的な更新も必要です。事業所の理念、業務内容、雰囲気が伝わり、また、管理者やスタッフの人となりがわかるようなホームページは、応募を検討する際の重要な材料となるため、しっかりと伝わる内容にすることが重要です。

　当事業所が利用した求人方法について、費用などを含めて整理しましたので、参考にしてください（表2-4-3）。

　筆者のステーションでは、常勤、非常勤あわせて5名の看護職が転職サイトや訪問看護に特化した人材紹介会社からの入職ですが、3年以上勤続しています。募集だけでなく、労働環境を整え、長く働ける仕組みを構築し、看護師、セラピスト、ケアマネジャー、事務職がより専門性を発揮しながら成長していけるよう努力することが経営者・管理者の務めと考えます。

表 2-4-3　求人方法の例

	登録費用	雇用契約締結時の費用	その他条件
ナースセンター	なし	なし 会員登録必要	窓口担当者はあるもその後は 当事者間で直接交渉
ハローワーク	なし	なし	求職者が直接応募
新聞の折込ちらし 求人情報誌	タウン紙に5週間掲載で 4万円台から フリーペーパー＆ネット5 週間掲載で10万円前後	なし	求職者が直接応募
転職サイト	求人サイトの掲載料4〜 10万円（掲載期間による） 求職者情報が派遣会社から メールやFAXで届く	紹介手数料は成果報酬型 常勤職：採用者の年収の 30〜40％程度を成立時に 支払う。 非常勤は一律：60万円	求職者の事前情報はキャリア シート等で確認 入職後から一定期間での退職 については紹介手数料の返金 あり
訪問看護に特化し た人材紹介	なし	常勤職：80万 準常勤：30万円 （週32時間以上） パート：30万 （週20時間未満）	求職者の事前情報はキャリア シート等で確認 入職後から一定期間での退職 については返却金あり。入職 前の事前見学及び入職を想定 した面接に担当者の同席あり

スタッフ採用と人事・労務管理
④人事労務管理の基本
―労務に関する法律

2章 4

● 法制度・仕組みの**必須知識** ●

重要な労働関連法令を確認する

　労働関係法令は、労働者が安心して安全に働けるよう定められています。労働関連法令はさまざまなものがありますが、重要な法律として表 2-4-4 のようなものがあります。

　なお、本節の「人事労務管理の基本」は、重要なポイントに絞り記載しています。運用に際しては、各法律を確認し、社会保険労務士などの専門家や労働基準監督署にご相談ください。

表 2-4-4　**重要な労働関連法令**

労働基準法	：労働基準（労働条件に関する最低基準）を定める法律
労働組合法	：労働者と使用者の関係を定めた法律
労働契約法	：労働者と使用者の自主的な交渉の下で労働契約を結び、労働者の保護を図りつつ個別の労働関係の安定を目的とした法律
労働安全衛生法	：労働者の安全と健康を確保するとともに、快適な職場環境の形成と促進を目的とする法律
最低賃金法	：最低賃金等について定める法律
育児介護休業法	：労働者が仕事と出産や子育て、又は仕事と介護などを両立できるように支援するための制度を定めた法律
労働者災害補償保険法	：労働者が業務上の負傷、死亡等に対して必要な保険給付を行い、社会復帰の促進を目的とした法律。

押さえておきたい**ポイント**

労働基準法に違反したら即罰則？

　労働基準法には罰則規定が設けられています。例えば、労働条件の明示義務違反で「30 万円以下の罰金」、割増賃金支払義務違反で「6ヵ月以下の懲役または 30 万円以下の罰金」などです。

　労働基準監督署の調査や労働者からの通報等により違反が発覚した場合、通常は「是正勧告書」により改善が求められます。その後改善し、その旨を報告することになります。

　つまり、すぐには罰則が適用されないケースがほとんどです。しかし、是正勧告書に従わなかった場合、何度も同じ違反を繰り返す場合、違反が悪質である場合には送検され、罰則が適用されることもあります。職員が安心して働くことができる職場づくりは事業の発展には不可欠です。事業主は法律を正しく理解し、遵守することが必要です。

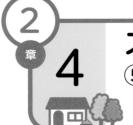

スタッフ採用と人事・労務管理
⑤人事労務管理の基本 —労働契約と就業規則

● 法制度・仕組みの **必須知識** ●

労働契約、就業規則を定め・守ることでトラブルを防ぐ

労働契約

　職員を雇い入れる際に行うのが「労働契約」の締結です。

　労働契約とは、「労働者（職員）が使用者（経営者・事業主）に使用されて労働し、使用者がこれに対して賃金を支払うことについて、労働者及び使用者が合意すること」をいいます。

　労働契約は口頭でも成立しますが、後から「給与が聞いていた額と違う」などとトラブルにならないためにも書面で行うことが重要です。また、採用時には「賃金、労働時間その他の労働条件を明示しなければならない」とされています。労働条件を明示した書面が「労働契約書（雇用契約書）」や「就業規則」で、明示しなければならない内容は表 2-4-5A のとおりです。

　一度締結した労働契約の変更は、職員と事業主が合意をすれば行うことができますが、就業規則に定める労働条件を下回ることはできません。

就業規則

　就業規則とは賃金や労働時間などの労働条件に関すること、職場内の規律などを定めた職場におけるルールです。職場でのルールを定め、職員、事業主双方がそれを守ることで安心して働くことができ、無用のトラブルを防ぐことができます。

　職員数（パート等も含む）10 名以上の事業所では就業規則を作成し、職員へ周知したうえで労働基準監督署へ届け出ることが義務付けられています。なお、就業規則に記載する内容には、必ず記載しなければならない事項（絶対的必要記載事項）と、当該事業所で定めをする場合に記載しなければならない事項（相対的必要記載事項）があります（表 2-4-5B）。

　一度周知した就業規則については、職員にとって不利益となる労働条件の変更は原則できません。就業規則の変更によって労働条件を変更する場合には、次のことが必要です。

① その変更が、以下の事情などに照らして合理的であること

　職員の受ける不利益の程度／労働条件の変更の必要性／変更後の就業規則の内容の相当性／労働組合等（職員）との交渉の状況

② 職員に変更後の就業規則を周知させること

　つまり、一度決定した労働条件を不利益に変更することは簡単にはできないのです。なお、労働契約書、就業規則ともに厚生労働省のホームページにひな形が掲載されているので、参考にしてください。

　また、パートタイマーや有期契約（期間の定めのある契約）の者を採用する際には、他にも注意

点がありますので労働契約法、パートタイム・有期雇用労働法等で事前にご確認ください。

表 2-4-5A　労働契約における明示事項

書面の交付による明示事項	口頭の明示でもよい事項
(1) 労働契約の期間 (2) 就業の場所・従事する業務の内容 (3) 始業・終業時刻、所定労働時間を超える労働の有無、休憩時間、休日、休暇、交替制勤務をさせる場合は就業時転換（交替期日あるいは交替順序等）に関する事項 (4) 賃金の決定・計算・支払方法、賃金の締切り・支払の時期に関する事項 (5) 退職に関する事項（解雇の事由を含む）	(6) 昇給に関する事項 (7) 退職手当の定めが適用される労働者の範囲、退職手当の決定、計算・支払の方法、支払時期に関する事項 (8) 臨時に支払われる賃金、賞与などに関する事項 (9) 労働者に負担させる食費、作業用品その他に関する事項 (10) 安全・衛生に関する事項 (11) 職業訓練に関する事項 (12) 災害補償、業務外の傷病扶助に関する事項 (13) 表彰、制裁に関する事項 (14) 休職に関する事項

出典：兵庫労働局ホームページ
https://jsite.mhlw.go.jp/hyogo-roudoukyoku/hourei_seido_tetsuzuki/roudoukijun_keiyaku/_79883/roudou_keiyaku.html

表 2-4-5B　就業規則の記載事項

◎　絶対的必要記載事項

①始業及び終業の時刻、休憩時間、休日、休暇並びに交替制の場合には就業時転換に関する事項
②賃金の決定、計算及び支払の方法、賃金の締切り及び支払の時期並びに昇給に関する事項
③退職に関する事項（解雇の事由を含む。）

◎　相対的必要記載事項

①退職手当に関する事項
②臨時の賃金（賞与）、最低賃金額に関する事項
③食費、作業用品などの負担に関する事項
④安全衛生に関する事項
⑤職業訓練に関する事項
⑥災害補償、業務外の傷病扶助に関する事項
⑦表彰、制裁に関する事項
⑧その他全労働者に適用される事項

出典：厚生労働省リーフレット「就業規則を作成しましょう」

押さえておきたい**ポイント**

労働契約書と就業規則の内容が異なる場合はどちらが優先される？

　例えば、労働契約書には「賞与無」、就業規則には「賞与有」と記載されている職員の場合、賞与は支払う必要はあるのでしょうか。

　労働契約法によると原則は労働契約が優先されます（労働契約＞就業規則）。ただし、労働契約書において明示されている労働条件が、就業規則で定める基準に達していない場合、その部分は無効となり就業規則の内容が適用されます。上記の例の場合、労働契約書の「賞与無」は就業規則の「賞与有」の基準に達していないため無効となり、就業規則の「賞与有」が適用されます。

　つまり、労働契約書の労働条件がすべて適用されるわけではなく、就業規則との整合性もあわせて考えなければトラブルになりかねません。

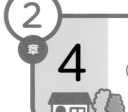

2章 4 スタッフ採用と人事・労務管理
⑥人事労務管理の基本
―労働時間

労働時間の基本は 1 日 8 時間、週 40 時間

労働時間とは、「労働者が使用者の指揮命令下に置かれている時間」をいい、労働時間は、法律により規制が設けられています。

① 1 日 8 時間、週 40 時間[※1]まで

変形労働時間制等の例外あり（表 2-4-6）

※1　職員数が常時 10 人未満の訪問看護事業所では週 44 時間まで

②労働時間が 6 時間を超える場合は 45 分以上、8 時間を超える場合は 1 時間以上の休憩が必要

③毎週少なくとも 1 回の休日、もしくは 4 週を通じ 4 日以上の休日を与えなければならない

④①の時間を超えて勤務させるためには「時間外・休日勤務に関する協定届（36 協定）」の締結、労働基準監督署への届出が必要

残業は原則 1 カ月 45 時間、1 年 360 時間が上限（特別条項による例外あり）

⑤労働時間は客観的方法での把握が必要

タイムカードや IC カード、使用者自らが現認することによる記録等

表 2-4-6　変形労働時間制とは

労働時間を一定期間（月単位・年単位）で調整することで、法定労働時間（1 日 8 時間、週 40 時間）を超えて勤務することが可能となる制度です。
よく使われるのが「1 カ月の変形労働時間制」で、1 カ月を平均して週 40 時間の範囲内で法定労働時間を超えてシフトを組むことができます。
例えば、1 日 9 時間勤務のシフトがある、週 6 日（48 時間）勤務の可能性がある等の事業所では、1 カ月の変形労働時間制の導入をお勧めします。

労働時間に該当するかどうかは、「労働者が使用者の指揮命令下に置かれている」かどうかがポイントとなります。以下のような場合は注意が必要です。

始業時間前の朝礼

シフトや就業規則等では 9 時が始業時間であっても 8 時 30 分から朝礼を行っている場合は、8 時 30 分からが労働時間となります。

休憩中の電話当番

休憩時間であっても、強制的・義務的に電話や来客に対応しなければならない場合は、労働時間

となります。なお、休憩時間は「自由に利用させなければならない」とされています。

終業時間後の強制参加の懇親会

　飲食を伴う懇親会等であっても、その参加が強制されている場合や参加しなかったことにより人事評価等に影響する場合は、労働時間と判断される可能性が高いです。

　労働時間については「働き方改革関連法」（2019年4月）の施行以来、職員の関心も高くなっており、労働局も監督を強化しています。職員とのトラブル防止のためにも法律を正しく理解し、遵守することが重要です。

押さえておきたい*ポイント*

訪問先への移動は労働時間？

　訪問看護事業所においてよく問題となるのが、訪問先への移動時間です。事業所から訪問先への移動時間が、通常の移動に要する時間程度である場合には労働時間に該当しますので注意が必要です（図2-4-6）。ただし、自宅から訪問先へ直行または直帰する場合は、通勤時間とみなされます（労働時間には該当しません）。

図 2-4-6　訪問先への移動時間は労働時間に該当

自宅から出勤	事務所で事務作業	Aさん宅へ移動	Aさん宅で看護サービス	空き時間	Bさん宅へ移動	Bさん宅で看護サービス	自宅へ直帰
	←──────── 労働時間 ────────→				←──── 労働時間 ────→		

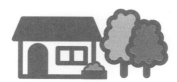

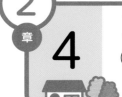

4 スタッフ採用と人事・労務管理
⑦人事労務管理の基本
—休暇

● 法制度・仕組みの 必須知識 ●

休暇には法定休暇と任意休暇がある

　勤務日に、職員からの申し出によって労働義務を免除する日を「休暇」（長期的に取得する場合は「休業」）といいいます。

　休暇には法律で定められた法定休暇と事業主が自由に定めることができる任意休暇があります。

①法定休暇

　年次有給休暇、生理休暇、産前産後休業、子の看護休暇、介護休暇、育児休業、介護休業などがあります。休暇・休業は年次有給休暇を除き無給でも構いません。

②任意休暇

　結婚休暇、忌引き休暇などで、内容や日数、給与の有無は事業主が自由に定めることができます。

　休暇の中でも重要なのは「年次有給休暇」です。

　年次有給休暇は6カ月継続勤続し、全労働日の8割以上を勤務した場合に法律で決められた日数が付与されます（図2-4-7）。ポイントは以下のとおりです。なお、パートタイマー等、週の勤務日数が少ない職員も付与の対象になります。

　①職員からの事前の請求により取得

　②通常勤務した場合の賃金の支払いが必要

　③残日数は1年に限り繰越可能

　④半日単位や1時間単位（年間5日分まで）での取得を認めることも可能

　⑤年間10日以上付与される職員については、年5日取得させる義務がある

退職時の有休消化は拒否できない？

　退職時に残った年次有給休暇を使いきることを希望された場合、原則拒否することはできません。事業主には事業の正常な運営を妨げる場合には取得日を変更する「時季変更権」が認められていますが、退職日が決まっている場合、変更できる日程がないため取得日の変更をお願いすることもできません。

　しかし、十分な引継ぎができないまま退職されては困ります。そこで、就業規則において退職時の引継義務を明記する、残日数の買取を検討する、などの対応が考えられます。どちらにしてもスムーズな引継ぎができるよう、職員としっかり話し合って対応することが重要です。

　なお、年次有給休暇の買取は原則禁止されていますが、退職後の買取は可能とされています。

図 2-4-7　年次有給休暇付与日数

（1）通常の労働者の付与日数

継続勤務年数（年）	0.5	1.5	2.5	3.5	4.5	5.5	6.5 以上
付与日数（日）	10	11	12	14	16	18	20

（2）週所定労働日数が 4 日以下かつ週所定労働時間が 30 時間未満の労働者の付与日数

	週所定労働日数	1 年間の所定労働日数※	継続勤務年数（年）						
			0.5	1.5	2.5	3.5	4.5	5.5	6.5 以上
付与日数（日）	4 日	169 日～216 日	7	8	9	10	12	13	15
	3 日	121 日～168 日	5	6	6	8	9	10	11
	2 日	73 日～120 日	3	4	4	5	6	6	7
	1 日	48 日～72 日	1	2	2	2	3	3	3

※週以外の期間によって労働日数が定められている場合

出典：厚生労働省リーフレット「年次有給休暇の付与日数は法律で決まっています」

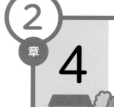

スタッフ採用と人事・労務管理
⑧人事労務管理の基本
―賃金

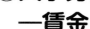

法制度・仕組みの必須知識

最低賃金額は毎年10月頃に改定される

賃金支払いのルール

　賃金未払いや中間搾取を防ぎ職員の生活を守るために、労働基準法において（1）通貨で、（2）直接労働者に、（3）全額を、（4）毎月1回以上、（5）一定の期日を定めて支払わなければならないと規定されています（賃金支払の5原則）。

　なお、「(3) 全額を」について、法で定められている所得税や社会保険料は給与から控除してよいことになっています。駐車場代や制服のクリーニング代、親睦会費などを給与から預かる場合には職員との労使協定が必要となります。

　また、最低賃金法によって、最低賃金額以上の賃金を支払わなければならないと定められています。最低賃金額は都道府県ごとに決まっており、毎年10月頃に改定されますので注意が必要です。

割増賃金

　時間外、休日、深夜の労働に対しては割増賃金の支払いが義務付けられています。割増率は図2-4-8のとおりです。例えば時給1,000円の職員は、時間外労働1時間につき1,250円（1,000円×1.25）の賃金が必要となります。月給者は、月給を時給換算して計算します。

　割増賃金の不足などにより未払い賃金がある場合、最大で3年（賃金の請求時効）遡って未払い分を請求される可能性があります。なお、賃金の請求時効は今後5年に延長される予定です。多額の未払い賃金を請求される前に、毎月法令に従ってきちんと支払うことが大切です。

平均賃金

　事業所の都合により休業させる場合に支払う「休業手当」や職員をやむを得ず解雇する場合の解雇予告に代わる「解雇予告手当」などにおいて、平均賃金の計算を行います。

原　　　則：$\dfrac{過去3カ月間の賃金の合計（※）}{過去3カ月間の暦日数}$

最低保障額：賃金が時間額や日額、出来高給で決められており労働日数が少ない場合は、
　　　　　　原則の計算結果と以下の計算結果を比較して高い方をとります。

$$\dfrac{過去3カ月間の賃金の合計（※）}{過去3カ月間の労働日数} \times 0.6$$

（※）賃金締切日ごとに、通勤手当、時間外手当など諸手当を含み、税金や社会保険料などの控除をする前の賃金の総額により計算します。

給与の銀行振込は「賃金支払の5原則」に違反する？

　現在では給与の銀行振込は一般的になりましたが、原則「通貨で」支払うことがルールです。では、どのような手続きをとって振込をしているのでしょうか。答えは職員の「同意」です。ただし、本人名義の口座に限ります。

　また、振込手数料や業務効率化の観点から、事業主が指定する口座に限定する事業所もありますが、職員に協力要請はできても強制することはできません。最終的には職員の指定する口座への振込、あるいは口座振込の同意を得られない場合は現金払いで対応しなければなりません。

図 2-4-8　**割増賃金の種類と割増率**

種類	支払う条件	割増率
時間外 （時間外手当・残業手当）	法定労働時間（1日8時間・週40時間）を超えたとき	25%以上
	時間外労働が限度時間（1カ月45時間、1年360時間等）を超えたとき	25%以上※1
	時間外労働が1カ月60時間を超えたとき※2	50%以上※2
休日 （休日手当）	法定休日（週1回）に勤務させたとき	35%以上
深夜 （深夜手当）	22時から5時までの間に勤務させたとき	25%以上

※1　25%を超える率とするよう努めることが必要
※2　中小企業については、2023年4月1日から適用となる

出典：東京労働局. しっかりマスター労働基準法〜割増賃金編〜

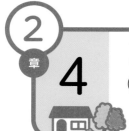

4 スタッフ採用と人事・労務管理
⑨人事労務管理の基本 —労災への備えと対応

● 法制度・仕組みの必須知識 ●
労災には業務災害と通勤災害の2つがある

　労災保険は、業務上のケガや疾病などの災害に対して補償する制度で、大きく分けて「業務災害」と「通勤災害」の2種類があります。なお、労災の認定は労働基準監督署が行います。

業務災害

　業務災害は仕事中の災害のことで、その発生が業務に起因し、かつ業務遂行中である必要があります。例えば、訪問先の家の中で転んでケガをした、などは業務中に業務に関連して発生した災害ということができます。

　看護の現場で注意が必要なのは「腰痛」です。ぎっくり腰等の腰痛は日常生活の中でも起こり得るものであるため、業務に起因すると認めることが難しい場合もあります。業務との関連性が乏しい状況での発症や持病の腰痛が徐々に悪化した、などの場合は業務災害と認められる可能性は低いといえます。

通勤災害

　通勤とは、就業に関し、「住居」と「就業の場所」との間を合理的な経路及び方法により往復することをいいます。通勤の範囲は図2-4-9のとおりで、例えば、仕事帰りに友達と食事をして帰る途中にケガをした場合は、中断や逸脱があるため通勤災害とは認められません。また、事業所から訪問先への移動中のケガは、通勤災害ではなく業務災害になります。

労災で慰謝料請求？

　労災認定された災害に対しても、民事上の損害賠償責任を問われたり、慰謝料を請求されたりする可能性もあります。実際に、業務中に同僚の不注意によりケガをした職員が、労災認定された後、事業主及び同僚に対して慰謝料を請求したケースもあります。

　日ごろから業務中の事故が起こらないよう教育するなど、職員が安全に働くことができる環境を整えることも事業主の責務（「安全配慮義務」といいます）です。

図 2-4-9　通勤の範囲

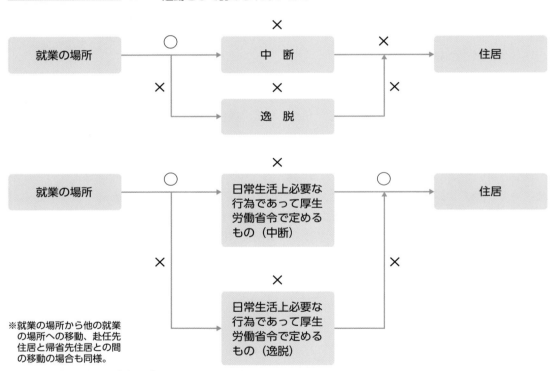

※就業の場所から他の就業の場所への移動、赴任先住居と帰省先住居との間の移動の場合も同様。

※厚生労働省令で定める「逸脱」「中断」の例外となる行為
①日用品の購入その他これに準ずる行為
②職業訓練、学校教育法第1条に規定する学校において行われる教育その他これらに準ずる教育訓練であって職業能力の開発向上に資するものを受ける行為
③選挙権の行使その他これに準ずる行為
④病院または診療所において診察または治療を受けること、その他これに準ずる行為
⑤要介護状態にある配偶者、子、父母、孫、祖父母および兄弟姉妹並びに配偶者の父母の介護（継続的にまたは反復して行われるものに限る）

出典：厚生労働省．都道府県労働局．労働基準監督所．労災保険給付の概要

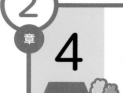

スタッフ採用と人事・労務管理
⑩人事労務管理の基本
—退職・解雇

法制度・仕組みの必須知識

経営者でも解雇は簡単にはできない

退職

　退職とは、職員の申出により労働契約を解除することをいいます。事業運営においては、引継ぎや後任の採用等に時間を要するため、「退職時の 3 カ月前までに申し出ること」などのルールを就業規則に定めることが一般的です。しかし、あくまでもその事業所内でのルールであり、民法上は労働者側の申出から 2 週間で労働契約を解除できることとなっています。そのため、無理な慰留や退職日の引き延ばしはトラブルの原因となりますので注意が必要です。

　退職時はさまざまなトラブルが発生しやすいタイミングです。口頭ではなく「退職届」を書面で提出してもらう、退職時の手続きや退職後の流れなどを丁寧に説明しておく、などの工夫が必要です。

解雇

　解雇とは事業主側からの一方的な契約の解除のことをいい、3 つの種類があります（図 2-4-10）。いずれにせよ、解雇は客観的に合理的な理由を欠き、社会通念上相当であると認められない場合は、その権利を濫用したものとして無効となります。つまり、解雇にはよっぽどの事情が必要であり、簡単にはできません。

　また、解雇しようとする場合は、少なくとも 30 日以上前に予告をするか、30 日分以上の平均賃金を支払わなければなりません（平均賃金については、「2 章 4-8 人事労務管理の基本—賃金」を参照してください）。

　ただし、「従業員の責に帰すべき理由による解雇の場合」や「天災地変等により事業の継続が不可能となった場合」で労働基準監督署長の認定を受けたとき、また、「日々雇いれられる者」「2 カ月以内の期間を定めて使用される者」「試用期間中の者（14 日以内の者に限る）」には、解雇予告や解雇予告手当の支払いをせずに即時に解雇することができます。

図 2-4-10　**解雇の種類**

普通解雇	整理解雇、懲戒解雇以外の解雇 労働契約の継続が困難な事情があるときに限られる（例：勤務成績が著しく悪く、指導を行っても改善の見込みがないとき／健康上の理由で、長期にわたり職場復帰が見込めないとき／著しく協調性に欠けるため業務に支障を生じさせ、改善の見込みがないとき）
整理解雇	会社の経営悪化により、人員整理を行うための解雇 次の4点をいずれも満たすことが必要　①整理解雇することに客観的な必要があること、②解雇を回避するために最大限の努力を行ったこと、③解雇の対象となる人員の基準、運用が合理的に行われていること、④労使間で十分に協議を行ったこと
懲戒解雇	従業員が極めて悪質な規律違反や非行を行ったときに懲戒処分として行うための解雇 就業規則や労働契約書にその要件を具体的に明示しておくことが必要

出典：東京労働局. しっかりマスター労働基準法〜解雇編〜

押さえておきたい*ポイント*

一度の失敗に対して「クビだ！」は認められる？

　勤怠不良や能力不足の職員に対しても、事業主には教育する責任があると考えられています。まずは指導・教育を行い、改善を促す必要があります。必要な教育を行わずに解雇することは、過去の判例をみても認められません。しかし、何度注意しても勤務態度が改善されない場合、やむをえず解雇を検討する場合もあります。解雇が正当かどうかは、職員の落ち度の程度や行為の内容、それによって事業所が被った損害の重大性など、さまざまな事情が考慮されて、最終的には裁判所において判断されます。

　なお、これまでの指導・教育の記録、本人が提出した始末書などの書面を提示することにより解雇の正当性が高まる可能性があります。指導・教育を行う場合や譴責や減給などの懲戒処分を行う場合は、その事実を記録に残すことを意識するとよいでしょう。

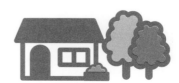

● Column ●
社会保険労務士と契約するメリット

　訪問看護ステーションは事業体です。指定事業者として、当初はひな形通りの就業規則や労働契約でスタートすることが多いと思いますが、多様な働き方、雇用形態が必要とされる訪問看護では、自分のステーションにあった就業規則や給与規定などを作る必要が出てきます。労働基準法に基づいた労務管理は、専門職である社会保険労務士（以下、社労士）の力を借りることをお勧めします。

　筆者の事業所も社労士との契約はしておらず、スタッフの人数が増えたり、非常勤職員の多様な条件の勤務を取り入れることになった際、疑問だらけになり困ってしまいました。

　社労士との出会いは、東京都のモデル事業を受託した際に労務管理について相談の機会を持てたことです。労務管理のプロに、日頃の課題に回答、助言をもらうことができ、その後、相談したい案件に対して料金を提示してもらう形で、契約を交わしました。こうした中で職場の体制を見直す機会を持ち、役職の創設と職員の手当についての計画・実践が雇用管理制度整備における職場定着支援助成金につながり、東京労働局から助成金を交付されることになりました。

　忘れられないエピソードがあります。利用者数や看護師の数が徐々に増え、祝日も医療ニーズの高い方に訪問することが多くなっていました。ある年のゴールデンウィークに休日の訪問が多くなり、当時の休日勤務手当の規定で計算すると、その月の休日勤務手当が大変な金額になり、このままでは事業所の存続が厳しいと税理士から指摘される状況となりました。

　だからといって、給料規程の変更は、スタッフにすれば同じ仕事なのに減収となるため、安易な改定はできません。そこで、社労士と税理士に現状の評価、傾向を出してもらい、5年後、10年後を見越した改革案を提示してもらいました。いわば、ステーションの『働き方改革』です。

　まず賃金制度の見直しでは、基本給の年度推移、時給換算の現状分析から賃金上昇のピッチが速いことや上限額が設定されていないため、人件費が毎年上昇することが指摘され、改善策として賃金上昇ピッチの設定、上限設定、俸給表を作成することになりました。働き方改革法の施行に伴い、労働時間管理が厳格化され、有給休暇の使い方、昼休憩の扱いなども細やかに検討していきました。

　「働きやすい・働きがいのある職場」を目指して雇用管理改善に限定し、提案書をまとめたものが表1となります。当ステーション、設立9年目の安定期のフェーズでの取り組みとなりました。

　上記改革については、スタッフとの個別面談や全体説明会を設け、納得の上で行いました。しかし、まだまだ十分とは言えません。透明性、客観性、公平性のある評価をもとに賃金制度を確立し、健全な運営を実践したいと考えています。社労士に、訪問看護ステーションの労務管理にかかわってもらうことで、業務の効率が大きく変わることは確実です。

表1　雇用管理改善の提案

創業期	基礎作り、人の確保、帳簿整備、雇用形態の違いに応じた契約書整備
創業直後期	基礎作り、基礎的な修正、人の確保、人事管理の方向性の設定、 会社のイメージの確立、就業規則等の整備、職員間での浸透
成長期	人材マネジメントの制度・仕組みの整備（評価制度・賃金制度等）
安定期	人材マネジメントの制度・仕組みの整備（評価制度・賃金制度等）の修正 モチベーション管理など

株式会社ケイ・ティ・アイ　代表取締役／東本町訪問看護ステーション
管理者　伊藤きよみ

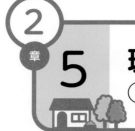

5 環境整備
①物件の確保・立地条件の考え方

提供したい看護が実践できる場所か、そして、スタッフが通勤しやすいか

　事業所とは、各サービスを行う本拠であり、サービスを提供するための専用の設備および備品を備えた場所をいい、専用の設備および備品は同一建物内に配置するものです。

　事業所を開設する際にどのような物件や立地条件を考慮するかは、さまざまな考え方があるでしょう。都道府県の指定を受ける際の物件の条件（設備基準）は、もちろんクリアする必要があります（1章11節参照）。設備基準では、明確に定められてはいませんが、事務スペースがある、2階以上の場合は車椅子などの方でも上がれるようエレベーターがある、手洗い場があるなどといった、日々の業務がスムーズに行える、人の出入りがしやすいなどは重要な要素です。おおむねの物件は問題ないでしょうが、エレベーターなしのアパートやマンションなどは、申請が通りづらい場合があると思ったほうがよいでしょう。保険者が独自の基準を条例で定めていることもあるため、区市町村の介護保険を担当する部署に確認することも大切です。

　最近は、地域住民とのコミュニケーションのため路面に面したテナントを借りて、コミュニティスペースなども併せて開設する事業所も増えていますが、路面店のテナントは周囲の坪単価に比べ費用が高くなります。はじめからPRの意味を込めたり、目指す地域ケアのためにそのようなテナントを選んだのであれば、それもよいと思いますが、1年間ほど見越した資金に不安があるなら初めはマンションや目立たない場所にある事務テナントから始め、経営が安定してから引っ越すほうがリスクを抑えられるでしょう。

　訪問看護は利用者が日常的直接立ち寄ることのないこと、ケアマネジャーやクリニック病院からの依頼も電話などを通してのコミュニケーションであり、その意味で目立つ場所にある必然性は薄いと言えます。またスタッフが汚れたときにシャワーを浴びたり、ユニフォームなどを事務所で洗濯することなど想定した場合は、そのような水回りのあるテナントは比較的少ないため、事務所利用可能なマンションや一軒家などを借りるほうが現実的な面もあります。

　立地条件については各事業者のこだわりがあるところでしょう。自治体の発表する人口動態や要介護認定者の推移などを確認したり、エリアを実際にみて古い住宅街が多いのかビジネス街なのかなど、街の印象でも判断は変わってくるでしょう。どんな利用者に看護を提供していくのか想像しながら立地を考慮するのは誰しもがやっていることだと思います。

　一方で、事業所開設の相談に乗るなかで多くの方が見過ごしていると感じる観点が、「看護師た

ちが通勤しやすいか？」ということです。訪問看護ステーションは労働集約であり、直行直帰も今では珍しくなくとも拠点となる場所へのアクセスは重要な側面です。あまりにアクセスが悪いと、開業して利用者が増えたはいいが、拡大したくても看護師たちがなかなか集まらないということも起こります。

　提供したい看護に沿ったエリアであることと、看護師たちが働き続けられる（募集したときに働いてくれる人が来れるか）の掛け合わせで立地を考えることをお勧めします。時に、この 2 つは対立することがありますが、どうバランスをとって不利な側面を別の工夫で補うかは、いろいろな事業所が創意工夫をしていることですから、既存の事業所の実践を参考にするのもよいでしょう。

　また、物理的な立地という意味では、その自治体の災害マップなどの確認も重要です。完全に被災を免れる地域での開業が難しくても、自分の事業所の立地にどのようなリスクがあるかを把握するだけでも、備え方が変わってきます。

表 2-5-1　物件・立地を選ぶ際に考慮すべきポイント

①事務所が 2 階以上にあり、エレベーターのないアパートやマンションは申請が通らない可能性がある
②確固とした実現したいケアがあれば、それが実現しやすい立地（路面に面した目立つテナントなど）を選ぶのもよい
③運転資金に不安があれば、経営が安定するまでは立地よりもコストを最重要視
④水回りのあるテナントは少ないため、シャワーを使ったり洗濯をすることが想定されるならばマンションや一軒家を考慮する
⑤スタッフの通勤のしやすさも重視すべきポイント
⑥行政のハザードマップを確認する

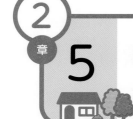

5 環境整備
②事業所の設置で考えるべきこと

押さえておきたいポイント

提供したい看護≠必要な看護

　ステーションの開設をするにあたっては、ある程度実践したいエリア・看護を提供したい地域などがまずあってのことが多いと思います。「提供したい看護がある」ことはよいことですが、一方で、必ずしも「提供したい看護」が「必要なサービス」とは限りません。

　ただ看護がしたいだけならば、自己満足でしかないので事業として行わずに、ライフワークとしてどこかで続けるという方法もあるでしょう。事業として事業所を運営するには、「ニーズのあるサービスを継続的に提供する」必要があります。

　例えば、あなたが「認知症ケアをやりたい！」と思い立って事業所を始めようと考えたとして、しかしそのエリアにはすでに認知症ケアを得意とするステーションが複数あり、高齢者ケアについてはたくさんの事業所が十分にあった場合、あなたが開設することに、住民や看護を受ける地域の人にとってどんな意味やメリットがあるでしょうか。

　客観的・合理的なニーズがあれば開業するのに問題はありませんが、そうでないなら自分のやりたいこと優先で、困っている人々へは届かないサービスになってしまう可能性があります。そういう意味では、サービスからこぼれている・困っている人々がいて、それを埋める看護を提供できることが望ましいと言えます。

　地方では、そもそも十分な在宅看護の供給量がないため、事業所が増えることだけでも望ましいことと言えます。一方で、都心部などでの開業は、後発組としてその地域の先を見越したニーズの把握に努めることも必要になると考えます。もちろん、始めてみて発見できるニーズも沢山あり、また、地域の環境も変わっていき、それにあわせて提供する看護を変化させていくことも重要なため、初めから地域ニーズにドンピシャで開設することなどは難しいものだとも言えます。

　訪問看護ステーションの開業は、少なくとも「やりたいからやる」といった自己満足的なものではなくニーズがあって初めて──顕在化しているものだけでなく潜在的なものも含め──仕事が成り立つというスタンスで行うことが大切だと思います。そして、開設にあたっては自分たちがその地域で提供する看護が必要とされているか（他の訪問看護ステーションとの兼ね合いも考え）、客観的に想定をしておくことをお勧めします。

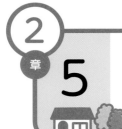

5 環境整備
③備品・物品の準備

押さえておきたい*ポイント*

物品は EC サイトの活用も検討

　標準予防策のためのマスク、手袋、エプロン、ガウンなどの消耗品を用意しておく必要があります。消耗品のため、日々使いながら余分を補充するローリングストック法で行えば備蓄が確保できます。看護師が日常持ち歩くバイタルグッズと言われるものは、「聴診器、血圧計、体温計、SpO_2モニター、ハサミ、メジャー、駆血帯、アルコール綿、手指消毒液、各種テープ、ワセリン」などがあります。それとは別に、ハンドタオルもしくはペーパータオルやボールペン、名札などの身に着けるものなど、さまざまあります。

　訪問看護師は、名札と別に名刺も必須です。ケアマネジャーや MSW、利用者や家族など、名刺を渡す機会が非常に多くあります。一般的に、病棟看護師は名刺交換をしてきた経験もないため、訪問看護ステーションを始めるならば、最初に練習をしておくと挨拶の際に慌てずにすみます。

どこで購入するか

　訪問看護ステーションの備品や物品は医療機関と違い、医療機関でしか購入のできない物品は基本的にないため、医療系の卸を活用するもよいし、アスクルやモノタロウ、Amazon などの EC サイトなどを活用しても十分に対応できます。特にアスクルや Amazon などはクレジットカードを利用することで、会計など帳簿への登録や仕分けの負担が減るメリットもあります。

記録、訪問のための移動、通信インフラ

　事業所の記録をクラウド型の電子カルテなどにする場合は、スマートフォンやタブレットなどの端末が必要となります。電子端末は使わなくても、携帯電話など連絡のとれる手段は必須です。

　訪問看護師の移動は、車もしくは自転車を使うことが一般的でしょう。車は、自家用車を利用することで直行直帰を可能にするケースもあるでしょう。事業所で用意をする場合は、保険の加入は必須です。自家用車の場合、保険やガソリン代などをどのように負担するかは事業所で取り決めをしておくとよいでしょう。車を使うならば、ドライブレコーダーも設置しておきたいところです。長く事業を続けていれば、事故は必ず起こるからです。現在、自転車保険の加入を義務づける自治体が増えてきていますが、訪問看護事業を行うならば、必ず入っておきたいものです。

　最後に、関係機関との連絡の手段ですが、在宅ケア業界では FAX が現役で利用されています。クリニックもケアマネジャーも全て FAX でのやり取りとなるため、FAX 機もしくは複合機を用意する必要があります。電子カルテなどを利用するにせよ、レセプトを作るためにもインターネット回線・電話・FAX などの通信インフラは重要かつ必須のため、それぞれ準備してく必要があります。

開設にあたって必要になると思われる物品・備品を一覧にしましたので参考にしてください（表2-5-3）。

表 2-5-3　開設にあたって必要になる備品・物品の例

備品

電話・FAX	防災用品
事務机・椅子	ロッカー
会議用テーブル	金庫
ホワイトボード	洗濯機
パソコン	掃除機
プリンター	携帯電話・スマートフォン・タブレットなど
コピー機	印鑑類
シュレッダー	パンフレット
看護用品戸棚	名刺
図書戸棚	文房具
鍵付戸棚	自動車・自転車

物品

血圧計	ディスポーザブル手袋
体温計	マスク
聴診器	滅菌ガーゼ・綿球類
パルスオキシメーター	消毒用物品

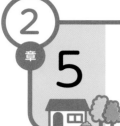

5 環境整備
④運営・事業を助ける ICT ツール

押さえておきたい**ポイント**

ICT を上手に使えば業務効率が上がる

　私たちの生活にスマホが欠かせなくなってきたように、ビジネスの現場でも ICT（情報通信技術）の利用は拡大しています。それは、訪問看護事業も例外ではありません。活用の仕方は、ICT の知識や技術によって人それぞれですが、ここでは業務のいろいろな側面における活用例を紹介します。

看護師の実務を助ける

クラウド型電子看護記録（電子カルテ）

　今でも多くの訪問看護師たちは、複写式の小さい記録用紙を使っていることも多いと思います。毎回、束の記録と控えを持ちあるき、紙カルテを訪問する人数分持ち歩いたり、緊急訪問時に事務所へ必ず一度寄らないといけない、などのことから開放されるのがクラウド型電子カルテです。

　いつでもどこでも記録や書類作成が可能なため、隙間時間で記録ができ、残業時間の削減や管理者の手間などが相当に減るのがこのツールのよいところです。またカルテを手持ちで記入するよりも、個人情報保護やセキュリティの強度が圧倒的に高くなります。

　一方で、単純に電子カルテにすれば業務量が減るかといえば、訪問をする看護師にとっては、逆に業務時間が増えてしまう場合もあります（移行期間は当然として、移行後も継続して増えることがあります）。複写式で簡単なチェックと「著変なし」と書くだけの紙の記録から、それなりにアセスメントの記載を要求される電子カルテになった場合の業務量の増加が、その典型例として挙げられます。ただ電子カルテも簡単なチェックのみで済ませられる記録もあれば、アセスメントの記載を求めるものなど多様なため、いろいろと試して選ぶのがよいでしょう。今後、看護の質の評価などを求められることも考慮し、どんなシステムがよいのか、特徴を比較して選ぶとよいでしょう。

スケジュール管理

　訪問看護は、利用者ごとに訪問の曜日や時間を決めていくのが一般的です。1 日あたり、4〜6件ほどの訪問件数が、おおむねの事業所のパターンだと思いますが、移動するルートの効率化や、臨時で訪問が入った場合、休みのスタッフが出た場合、看護師の習熟度により訪問を選ぶ場合など、組み合わせの要素は多岐にわたります。これらを管理するためにホワイトボードや独自の帳票を利用して、4 日〜2 週間分ほどを常に更新して使っている事業所が多いのではないかと思います。こうした方法のデメリットとして、事業所に来ないとスケジュールの確認や修正が難しいことや、この管理に習熟した熟練のスケジュール管理能力などが問われるといった側面があり、また、直行直

帰の可能性や管理者の不在時に管理方法がわからなくなるといったことが挙げられます。

　最近は、ビジネスツールとして使われる WEB 上のカレンダーや業務支援ツールなど、一般向けのスケジュール管理系のソフトウェアやアプリケーションを活用する事業所も増えてきています。これらは、インターネットさえ使えるところであればいつでもどこでも確認や変更が可能な上、ソフトやアプリによっては自分以外のメンバーが現在どの訪問に行っているかが確認できるため、臨時の訪問や折り返しの電話対応などの突発的なことにもお互い調整しやすくなります。

　一般的に ICT での管理のほうがメリットが多いと思われがちですが、紙やホワイトボードでの運用は、非常に柔軟で便利な捨てがたい側面があります。ソフトやアプリでは機能的な制限がありますが、紙やホワイトボードはその場ですぐに自由に書き加えたりメモを入れたり、付箋を貼ったりといった自由度の高い修正が即興で可能であり、そのための手間や工程も少なく、直感的に使えるのが何よりの良い面です。どちらが優れているということではなく、事業所の特徴や働き方に合わせて、柔軟に取り入れることをお勧めします。

チームワークを助ける

　訪問看護ステーションは、看護師や PT、OT、ST などが集まってチームで働くことが特徴と言えます。完全なプライマリー制のステーションもあればチームナーシング、あるいは、その中間をとっているステーションなど方針はさまざまですが、一人の利用者に複数で関わったり、あるいはお互いフォローしたり、緊急対応の時にスタッフを入れ替えたりということもあります。日常、あるいは緊急時にもチームワークが必要となる仕事と言えます。

　法人内でのコミュニケーションを促進したり、効率化するサービスは、現在、多くの選択肢があります。LINE WORKS や Chatwork、Kintone（キントーン）、Slack、Talknote などがよく耳にするサービスです。

　訪問看護は、看護師やセラピストがそれぞれ訪問しながらチーム医療を行いますが、電話で連絡を取り合うのは非効率なことも多くあります。ちょっとしたことでお互いの時間を奪ってしまったり、連絡の折り返しのすれ違いなどもよく生じます。上記のサービスは、ちょっとした連絡事項や共有しておきたいこと、アナウンスしたいこと、相談したいことなど、「距離と時間」を解消するためのツールとして有益です。また訪問中に発見した傷の写真や、注射する際のダブルチェックなどもすぐにできるため、インシデント・アクシデントを防ぐといった使い方も実際に行われており、医療安全への寄与というメリットもあります。ただし、訪問看護では患者個人情報を取り扱う場合も多いので、誤送信などのないようクローズドなサービスの利用をお勧めします。たとえば、プライベートで使っている LINE をそのまま仕事で使うと、誤送信のリスクがあります。

医療・介護事務など間接業務を助ける

　これについては、クラウド型電子カルテですべて解決すると言っても過言ではありません。レセプトの請求自体は、ほとんどの事業所がすでに電子的に処理をしているでしょう（一部、手書き手計算レセプトのところもあるかもしれませんが）。

　記録が紙だと、看護師が書いた記録を全て実績として打ち込みなおし、加算も全て確認し、といった業務が発生します。訪問が増えるほどに膨大な作業量になり、人の手が間に入ることでヒューマンエラーのリスクは高まり、算定漏れ・算定過誤なども多くなります。クラウド型電子カルテで

あれば、看護師が記録したことがそのまま実績として取り込めるものがほとんどであるため、実績打ち直しの二度手間はありません。また加算などの確認も、紙で確認するよりも確実であり、訪問看護指示書の期間の管理なども可能であるため、医療事務の業務効率化を大きく望める点と考えます。特に開設したばかりのステーションの場合は医療事務員を雇う金銭的余裕もないだろうため、管理者が全て行うことも珍しくありません。しかし、ここに時間をかけるよりも、効率化して1ヵ所でも多く看護を提供しにいくほうが経営的なメリットが大きいと考えるのであれば、途中から導入するよりも初めから用意をしておくことが望ましいと言えます。

労務や経理など法人運営業務を助ける

これは自分で一般社団法人や株式会社を設立し、法人運営まで行う看護師に関わることですが、法人運営のための作業もそれなりに多くあります。特に会計・財務・労務は、手続きもやるべきことも関連する法律も多く、看護師のキャリアで身につく知識とは異なる分野であるため、なんらかのツールやプロのサポートがあったほうがよい部分です。

昨今は、これらもクラウド型のソフトウェアサービスが増え、素人でもある程度さまざまな手続きや管理が十分にできるようなものが揃っています。会計ソフトのFreee（フリー）やクラウド人事労務ソフトのSmartHR（スマートHR）、クラウド会計ソフトの弥生会計オンラインなどが代表だと言えるでしょう。これらのソフトは、契約プランやサービスによっては、自事業所に税理士や社労士などの顧問がいなくともそうしたサポートをオプションで受けることが可能な場合があります。

税金のこと、社会保険のこと、労働基準法のことなど、法人運営で避けられない、かつ知らずに法律違反すると事業に大きなリスクとなる部分は、きちんと抑えておく必要があります。そうした体制を最小限の労力・コストで作るために活用するとよいでしょう。

遠隔作業を助ける

2020年からはCOVID-19の蔓延により、体制や運営の変更に苦慮した事業所も多かったのではないでしょうか。直行直帰や事業所に集まらないように配慮したりなど、多くの工夫が全国で行われ、現在も続いています。クラウド型電子カルテやコミュニケーションツールは、それを後押しする道具であったと思います。直行直帰でも情報にアクセスできたり相談できたり、あるいは訪問の合間に車の中で書類を作れたりなど、ICTが役立つ場面が多かったと思います。

しかし、顔を一切合わせずにいられることは運営上は難しいものです。チームで動くにあたってはカンファレンスや情報の共有、利用者に関する相談や議論などは、看護の質を保つにあたって欠かせないことです。こうした課題についても、遠隔でも共に作業したりカンファレンスを行ったりできるサービスが多く提供されており、読者のなかにもすでに利用した方も多いと思います。Google WorkspaceやDropboxなどはオンラインストレージ（インターネット上にデータを保管・共有するサービス）として、または、WEB上での議事録作成などによく使われます。また遠隔でのWEB会議ではZoom、Microsoft Teams、Google Meetなどがよく利用されています。無料で利用できるものもあり、いろいろと試してみて自分の事業所にとって使い勝手がよいものを選ぶとよいでしょう。これらのソフト、アプリは、たいていの場合、PC、スマホ、タブレットなど端末を選ばずに利用することが可能となっています。

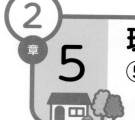

環境整備
⑤事業運営に必要な書類マニュアルを整備する

2章5

・法制度・仕組みの 必須知識 ・

自己点検票などを利用して、必要な規定を用意する

　事業所指定を受け、運営していく上で用意をしておくべき規定などはいくつかあります。各都道府県の介護保険事業所の指定認可をする部署（東京都であれば東京都福祉保健局）に、事業所運営にあたっての自己点検票（図2-5-5）などが公開されています。それらを確認し、準備をしておきましょう。

　「運営規定」は当然必要なものです。重要事項を定め、それらの内容を内包した運営規定を届出しなくてはなりません。内容については、各業界団体がサンプルや書籍での説明などもしているため、そうしたものを参考にするとよいでしょう。

図 2-5-5　自己点検票の例

項　　目	確　認　事　項	はい	いいえ	該当なし
運営に関する基準				
管理者の責務 居宅条例 第78条（第51条準用） 条例施行要領 第3の三の3（7） （第3の二の3（1）準用）	管理者は、従業者の管理及び指定訪問看護の利用の申込みに係る調整、業務の実施状況の把握その他の管理を一元的に行っている。	☐	☐	☐
	管理者は、従業者に「運営に関する基準」を遵守させるために必要な指揮命令を行っている。	☐	☐	☐
運営規程 居宅条例 第67条 条例施行要領 第3の一の3（3）	次に掲げる重要事項を内容とした運営規程を定めている。	☐	☐	☐
	1　事業の目的及び運営の方針	☐	☐	☐
	2　従業者の職種、員数及び職務の内容	☐	☐	☐
	3　営業日及び営業時間	☐	☐	☐
	4　指定訪問看護の内容及び利用料その他の費用の額	☐	☐	☐
	5　通常の事業の実施地域	☐	☐	☐
	6　緊急時等における対応方法	☐	☐	☐
	7　その他運営に関する重要事項	☐	☐	☐

押さえておきたい**ポイント**

必須のマニュアルは必ず整備しておく

　具体的に必要なものを考えていくと、まず、「勤務体制を定めたもの」が必要です。どのような勤務体制か重要事項にも定め、毎月の勤務表の実績を作成することが求められます。また、就業規則は労務上、常時10名以上の法人で必須となりますが、それ以下の場合でも、勤務体制を定めておくにあたり準備をしておくことをお勧めします。就業規則はWEB上で公開されているテンプレートもあり、従業員が増えて余裕ができてから法人の個性を反映しながら改定していくこともあります。

　「事故発生時の対応」も定めておく必要があります。訪問看護においての事故は医療的な有害事象はもちろんのこと、訪問先の家の家具や物品を壊してしまった、従業員が移動中に交通事故にあった、など病院ではありえない訪問看護ならでは事故の可能性があります。事故発生時にどのような連絡系統や対応をしていくのか、損害賠償の可能性も踏まえ、保険加入などの準備と併せマニュアルとしても用意をしておくとよいでしょう。

　「苦情発生時の対応」も定める必要があります。事業所の窓口だけでなく、外部の相談窓口（自治体や保険者などが多い）も含めて提示し、苦情の記録や対応方法の決め方など規定やマニュアルを用意しておきます。

　「個人情報保護」は就業規則などにも記載することになると思いますが、社内での規定を定めておき、個別の従業員ごとに、患者利用者の個人情報保護や守秘義務に関する取り交わしをしておくことが必要となるため準備をしておきます。

　指定の上で必須ではありませんが作ることをおすすめしておくマニュアルもあります。「災害マニュアル」は、BCP（事業継続計画）と合わせて準備があるとよいでしょう。地域により起こりうる災害種類は違うためそれに対応する形や、災害発生時の指揮命令系統、連絡の方法、自分の安全の守り方、利用者の安否確認とその順番などを定めておきます。

　「教育マニュアル」は新人看護師が入ったときに、どのように学習を支援したりOJTを行っていくかを定めておくと、新人も新人を指導する先輩もお互いに安心ができます。

　その他にも、例えば「人工呼吸器ケア」「小児ケア」「認知症ケア」「褥瘡ケア」などケア手技ごとにマニュアルを定めている事業所もあれば、「記録の方法」「緊急対応の方法」「事務作業」など、仕事をする上での業務に関するマニュアルを策定する事業所もあります。全てを一度に揃えるというより、開設時になくてはならないもの、あとから取り組むものなどを整理しながら、事業所の成長に併せ1つずつ準備や作成・改定をしていくことが求められます。

　表2-5-5に必要な書式・マニュアルの例と整備しておくとよいマニュアルの例を掲載しました。

表 2-5-5

整備する必要がある書式・マニュアルの例
運営規程（事業の方針及び運営の方針、従業者の職種、員数及び職務の内容、営業日及び営業時間、指定訪問看護の内容及び利用料その他の費用の額、通常の事業の実施地域、緊急時等における対応方法、その他運営に関する重要事項） 組織に関する規定（職務権限規定、旅費規程、個人情報保護規定、車両管理規定など） 人事労務に関する規定（就業規則、賃金規定、退職金規程、育児・介護休業等に関する規定など） 業務に関する規定（事故発生への対応、クレームへの対応など） 契約に関する書類（契約書、重要事項説明書、個人情報保護同意書） 指定訪問看護に関する記録（訪問看護記録書、訪問看護指示書、訪問看護計画書、訪問看護報告書など）

整備しておくとよいマニュアル
災害マニュアル、教育マニュアル、業務マニュアル（サービス提供手順書）、医療処置手順マニュアル、認知症ケアマニュアル、個人情報の保護に関するマニュアル（情報管理規定、個人情報保護方針、秘密保持規定）、感染症および食中毒対応マニュアル、感染症予防マニュアルなど

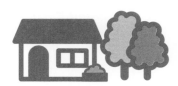

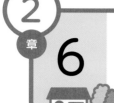

6 地域との関係づくり
①チームとしての在宅療養支援

● 法制度・仕組みの 必須知識 ●

適切な運営には関係機関との連携が不可欠

　訪問看護事業は、地域の介護が必要な高齢者及び療養者の状況や他の保健・医療・福祉サービスの状況等をふまえて、適切かつ安定的に運営が行われることが望まれています。また、地域社会に根ざした事業の運営を行なっていくためには、市町村や他の保健・医療・福祉サービスを提供する者（介護保険の場合、居宅介護支援事業者・介護予防支援事業者を含みます）との密接な連携が必要です。市町村の保健・福祉部門、保健所、精神保健福祉センターや民間の在宅サービスの提供者等と十分な連携を図り、また地域ケア会議や地域包括支援センター等を積極的に活用することが必要です。具体的には、利用者の状況により連携先は、異なってきます。

　訪問看護の適切な提供のため、管理者は、訪問看護指示書に基づいた訪問看護が行われるよう、主治医との連絡調整を行います（p15 参照）。また、看護師は、利用者の病状や心身の状態に応じた適切な訪問看護を行うため、特に医療施設内における場合と異なり利用者の家庭において単独で行うことに十分留意するとともに、慎重な判断等が要求される点をふまえ、主治医と密接かつ適切な連携を図る必要があります。

　訪問看護は、訪問時に看護を提供するだけでなく、利用者の関係機関はどこなのかを考え、適宜・適切に情報提供・共有するところまでを行う必要があります。訪問看護は、医療・介護の連携の橋渡しの役割を担うことにより、利用者一人ひとりのチームづくりを行い、チームとして支援を行うことを実践することです。

押さえておきたい ポイント

訪問看護の情報をケアプランに反映してもらう

　介護保険の場合、ケアマネジャーがケアプランを作成し、それに則って訪問看護をはじめとするサービスが提供されます。日々の訪問看護の内容を利用者の心身の状況の変化をケアプランに反映してもらうためにも、ケアマネジャーとの連携は重要です。また、主治医や地域により、ICT を活用したネットワークづくりが実施されています。積極的に訪問看護ステーションも参加しましょう。

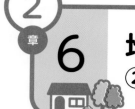

6 地域との関係づくり
②ステーションの PR・営業—地域連携室

● 法制度・仕組みの **必須知識** ●

信頼が次の依頼へと広がっていく

　地域包括ケアが推進されるなか、訪問看護ステーションには在宅医療の中核としての役割が期待されています。図 2-6-2 は、厚生労働省が示している在宅医療の提供体制に求められる機能を図示したものです。この①〜④の医療機能においては、訪問看護ステーションが地域の関係機関と連携しながら担う役割を果たしていくことになります。

　本節の 2〜5 の項目では、訪問看護ステーションの PR・営業について述べますが、まず 4 つの項目に共通する、PR・営業において最も大切なことを紹介したいと思います。

　事業として訪問看護ステーションを継続させていくためには、利益を上げる必要があります。そのために PR・営業が重要なのは一般の企業と同じですが、直接の顧客となる利用者・患者へのアピールは難しいため、医療機関や介護保険サービス事業者に対して営業を行います。まず存在を知ってもらわないと依頼はこないため、こうした関係機関に挨拶を行うことは大切ですが、一般企業と異なるのは、相手は営業先でありながら、ケアチームとして同じ目標に向かう連携機関でもあるということです。ですから、訪問看護ステーションにとって最も効果的な "PR・営業" とは、質の高いケアを提供することにほかなりません。1 つのケースで協働し信頼関係を構築できれば、それは次の依頼へと広がっていきます。

　図 2-6-2 で示された役割を認識し、地域のなかでどのような機能を発揮すべきかをイメージし、「利用者のために」を忘れずに 1 ケース 1 ケースを丁寧に関わっていきましょう。それがステーションの行う最大の "営業" となります。

図 2-6-2　在宅医療の提供体制に求められる医療機能

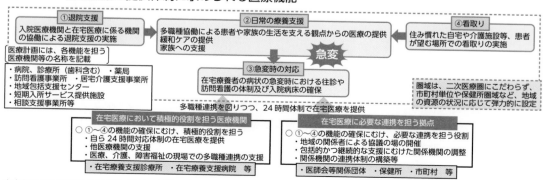

在宅医療の体制構築に係る指針（疾病・事業及び在宅医療に係る医療体制について（平成 29 年 3 月 31 日医政局地域医療計画課長通知）より

地域連携室を窓口に、その後病棟看護師との関係を深める

地域連携室で働くスタッフの役割を把握する

　地域連携室とは、病院に設置される、主に患者の入院や転院・退院を支援する役割をもつ部署です（名称は病院によって異なります）。地域の関係機関との窓口役も、地域連携室が担うことが一般的です。訪問看護ステーションとして挨拶に赴くのも、地域連携室からとなります。どこの病院に挨拶に行くべきかを考えねばなりませんが、介護保険では、訪問看護ステーションを開設する際に、事業所としてサービスを実施する地域（サービス提供地域）を届け出ます。まずは、自分の届出をしている地域の病院の挨拶に回りましょう。

　地域連携室には、保険医療分野の福祉専門職である医療ソーシャルワーカー（MSW）と退院調整看護師（病院によって呼び名は異なります）が配置されています。病院の考え方によって MSW が転院を担ったり看護師が在宅復帰を担うなど、個々の病院で役割が異なるため、まずはそれぞれの役目を把握することが大切です。挨拶時には、名刺のほかにパンフレットも用意します。パンフレットは、患者・家族向けや介護サービス事業者向けに、地域連携室に置いてくれることもあるので、多めに持って挨拶に訪ねましょう。

退院時カンファレンスを重ねて関係をつくる

　近年は、在宅医療への移行が重視され、診療報酬上でも評価されるようになったため病棟ごとに連携役の看護師を配置する病院が増えています。そのため、最初の挨拶は地域連携室でも、その後は、直接に病棟の看護師と連携をすることが多くなっています。2020 年からの Covid-19 の流行により、退院時カンファレンスへの参加が難しくなっていますが、オンラインでの開催も増えてきました。

　退院時カンファレンスは、在宅への移行において重要な場面であるため、できるだけ参加することが望ましいと言えます。診療報酬では、オンラインでの退院時カンファレンスの算定要件が複雑で報酬上で評価されない場合があり、また、病院側が訪問看護師は忙しいだろうと遠慮して声をかけないこともあります。そのため、退院時カンファレンスがあれば必ず連絡がほしい旨を伝えておくことが重要です。退院時カンファレンスへの参加は、訪問看護の実践のためにも必要であり、カンファレンスの機会を重ねることで信頼関係が醸成されていきます。営業の方策としても非常に大きな効果をもつものだと言えるでしょう。

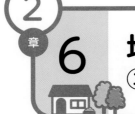

6 地域との関係づくり
③ステーションのPR・営業—診療所

押さえておきたい ポイント

今後も見据え、お互いに信頼できる診療所をつくっておく

診療所全体として関わっていく

　区市町村の医師会のホームページなどを閲覧し、まず、どこの診療所が在宅療養支援診療所の届出を出しているか、訪問診療を行っているかを確認します。今後、どの診療所の医師と連携することになるかを把握することは大切です。

　開業の挨拶に出向くのに、事前にアポイントを取るか、取らないかは考えどころです。診療所のように忙しいところでは、事前にアポイントをお願いしても断られることもあるでしょう。かといって、いきなり医師に面会を申し出るのも考え物です。現実的には、名刺とパンフレットを受付事務の方、あるいは診療所の看護師に渡すことが多いでしょう。

　ただ、診療所の医師は忙しく、この先に連携していくなかでも連絡がつかない場面は何度も生じるはずです。医師と連絡がつかないときに役立つのが、受付事務の方や看護師の存在です。医師の状況を教えてくれる、あるいは伝言を依頼するなど、関係性があると助けられる場面が多々生じます。当初から、今後を意識して挨拶をしておくとよいでしょう。

　なお開業当初は、医師や看護師、受付事務の方との関係性を深めるためにも、訪問看護報告書などを、直接訪ねて渡すのも効果的です。診療所全体との関わりをつくることを意識して関わっていきましょう。

医師が信頼するステーションとは

　ほかの関係機関と同様、診療所とも信頼関係こそが最大の営業手段ですが、医師が頼りにするステーションの要件の1つが、前項図2-6-2 (p108)「③急変時の対応」をしてくれることです。医師を通じての訪問看護の依頼は多くあります。図2-6-2「②日常の療養支援」を行い、信頼関係の構築を意識することが大切です。なお、ステーションにとっても急変時に対応してくれる診療所の存在は心強いものです。訪問看護ステーションと診療所が協力し、利用者が希望する図2-6-2「④看取り」を支援します。また、患者の在宅移行にあたって、病院がステーションに診療所の紹介をお願いすることは珍しくありません。そうした際に、信頼できる医師とチームを組むためにも、お互いに信頼できる診療所をつくっておくことは重要です。

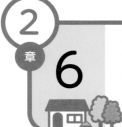

6 地域との関係づくり
④ステーションの PR・営業―地域包括支援センター・居宅介護支援事業所

押さえておきたい**ポイント**

ケアプランに訪問看護を位置づける職種との関係づくり

地域包括支援センターとの連携

　地域包括ケアシステムの中核組織が、地域包括支援センターです。担当エリアが決まっており、人口 2〜3 万人を目安に 1 カ所の地域包括支援センターが設置されます。まず、どこのエリアがどのセンターかを把握しておきましょう。

　高齢者虐待など、困難事例で協働することも多いため、利用者の紹介という側面だけでなく、よりよい訪問看護実践のためにも関係性を深めておきたい機関です。居宅介護支援事業所に業務委託をしていることが多いですが、要支援の利用者への介護予防支援は地域包括支援センターが行います。そのため、介護予防の利用者は地域包括支援センターから紹介されることが多くなっています。

　その性質上、地域包括支援センターでは、医療・福祉関係者向けの研修会や住民向けの健康教室などのイベントを多く開催します。関係性をつくるためにも、こうしたイベントへの参加は重要です。地域包括支援センターはスタッフの異動も多いため、最初だけではなく、ステーションから 1 名は必ず参加するようにしておくと、継続的に関係を保つことができます。

居宅介護支援事業所との連携

　介護保険の根幹であるケアマネジメントを担うのが、居宅介護支援事業所に所属するケアマネジャー（介護支援専門員）です。ケアプランに訪問看護を位置づけるのはケアマネジャーの役割であり、利用者を紹介してくれるルートとしては病院などに次いで多く、関係性をつくっておくことは重要です。

　近年は Covid-19 の流行もあり開催数が激減していますが、区市町村ではケアマネジャーが連絡会を作っており、開業した訪問看護ステーションの紹介をしたり、あるいは訪問看護ステーション連絡会と顔合わせの場を設定していることもあるため、こうした機会があれば参加するようにします。ケアマネジャー連絡会についての情報は、市町村の介護保険担当課が持っています。

　実際上は、利用者の状態が悪くなったとケアマネジャーから相談を受けて関わりが始まることが多いため、困っていることに対してしっかりと対応することが大切です。一般に、ケアマネジャーの基礎資格は介護福祉士、社会福祉士などの福祉職が多く、医療的な知識が不足していることもあります。そうした面で訪問看護師がサポートすることで、より利用者のためになるケアプランの作成につながります。こうしたやりとりを重ねるなかで、お互いの価値観なども知ることができ、関係を深めていくことができます。

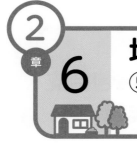

2章 6 地域との関係づくり
⑤ステーションの PR・営業
―介護保険サービス事業者

サービス事業者との関係は間接的に利用者獲得につながる

信頼関係の醸成が最大の PR

　利用者の支援では、訪問介護に代表される介護保険サービス事業者と連携をすることになります。サービスをケアプランに位置づけるケアマネジャーとは異なり、直接に利用者を紹介してくれることはありませんが、例えば、ケアチームとして協働していたヘルパーから利用者についての相談を受け、それが利用者の紹介につながったり、ケアマネジャーに推薦してくれるといったことがあります。ほかの関係機関同様に、協働するなかでよいケアを提供し、信頼関係をつくることが最大の PR となります。

　訪問介護は、ケアプランに一番最初に位置づけられることの多い、最もポピュラーなサービスであるため、開業時には、挨拶に回ることも重要です。利用者へのサービスの提供機会が多いヘルパーとの関係は、ケアチームの基盤ともなるところです。日常生活の援助という専門性からは学べることも多く、信頼関係ができているとさまざまな場面で助けられることもあります。信頼できる事業所、人をつくっておきたいサービスの 1 つです。

　そのほか、グループホームや通所介護などとは、定期的な訪問や緊急時対応などの契約を交わすこともあります。定期的に収入が入ってくるため、ステーションの経営安定化の大きなポイントとなります。

多職種連携会議の場を活用する

　Covid-19 の流行で開催は減っていますが、行政では年に数回、多職種連携会議を開きます。これは地域の医療、保健、介護、福祉の関係者が集まり、研修や事例検討を行うもので、関係者間の連携を強化する目的があります。普段、顔を会わせる機会の少ない介護保険施設の関係者もいるため、機会があれば積極的に参加しましょう。看護師という立場は、相談されやすいポジションです。しかし、相談されるためには、まず顔見知りになる必要があります。相談から紹介へとつなげていくためにも、まずは、地域の関係者の間で顔を売ることを心がけましょう。

2章 6 地域との関係づくり ⑥地域の職能団体を把握する

法制度・仕組みの必須知識

地域には多くの職能団体が存在する

　指定訪問看護事業者は、指定訪問看護の提供に当たり居宅介護支援事業者・介護予防支援事業者、その他保健医療サービス又は福祉サービスを提供する者と密接に連携する必要があります。

　多職種との連携のためにも、地域にどのような職能団体（専門性の維持・向上、研修、交流などを行う専門職の組織）が存在するかを調べ、その職能団体の活動を知り、開催する研修会などに参加することが大切です。地域の医療・介護事業所の存在を明確にすることが可能となり、必要な際に連携ができます。各職能団体は、会員に対して幅広く知識を広める役割をもっています。積極的に職能団体に参加することをお勧めします。地域により職能団体の存在状況は異なります。表2-6-6 に一例を示します。当該地域の職能団体の状況を調べてみましょう。

表 2-6-6　職能団体の例

医師会	都道府県、市町村、群市区	介護支援専門員協会	都道府県、市町村
薬剤師会	都道府県、市町村、群市区	介護福祉士会	都道府県
歯科医師会	都道府県、市町村、群市区	栄養士会	都道府県、一部市町村
看護協会	都道府県、一部市町村	歯科衛生士	都道府県
理学療法士会	都道府県、市町村、一部区	社会福祉士会	都道府県
作業療法士会	都道府県	訪問看護協議会等	都道府県、一部市町村

押さえておきたいポイント

職能団体には積極的に参加しよう

　職能団体の会員は、基本的には個人で加入します。介護保険事業所では、保険者等単位で事業所連絡会が存在しているところもあります。訪問介護事業所連絡会、訪問看護連絡協議会などが該当します。当該地域の状況を確認し、多職種連携を推進するための地域での活動に参加しましょう。

　訪問看護に関連する団体は、日本看護協会、全国訪問看護事業協会や日本訪問看護財団などがあります。地域に支部はありませんが、訪問看護に関するさまざまな情報を発信しているので、ご活用ください。また、看護師の職能団体として都道府県看護協会もあります。情報を得られる機関の1つです。

地域住民との交流

　高齢になっても、可能な限り住み慣れた地域や自宅で生活を続けることができるよう地域包括ケアシステムが推進されています。訪問看護ステーションは、地域包括ケアシステムの要であるとも言われています。本来、訪問看護ステーションの仕事のベースは地域です。訪問看護を通して地域と関わっているとも言えるでしょう。またステーションで働くスタッフはステーションが所在する地域、もしくは隣接区などの事業所に近い場所に居住し暮らしていることが多いものです。要するに就業の場と生活する場が近く、訪問看護師自身にとっても地域が身近といえます。

　筆者の事業所では地域住民の皆さまに声をかけて、難病で独居であっても地域で暮らし続けることができるための公開講座を実施しました。その際にあるスタッフは、自分の所属する町内会にも声をかけて、町内会の多くの住民に参加してもらいました。その時に参加してくれた住民の方からは、介護保険に対する質問を受けました。さまざまな冊子によって介護保険制度が紹介されているが実際にはどうやれば利用できるのか？　一体費用はいくらかかるのか？　などの具体的な質問でした。こうしたことを踏まえ、次に取り組んだのは、その町内会の住民の方々に介護保険のイロハについて住民が知りたいと思うことを伝えるための集会の開催でした。多くの方が参加してくれ、地域の方々に訪問看護やケアプランについて紹介することができ、そこから利用者と訪問看護師という新たなつながりに発展しました。

　また、年代を問わず要介護状態を問わず、誰でも参加できる場所として、コミュニティカフェを開催しています。コミュニティカフェは、看護師という強みを生かして暮らしの保健室[※1]も兼ねています。気軽に健康相談や薬に関する相談、病院に行くほどではないと感じるちょっとした健康の心配事などを、気軽に相談できる場所として活用してもらっています。オープンからすでに5年となり、今では地域の居場所として、さらに活用の幅がひろがってきています。

　訪問看護は地域と密接にかかわらなくても事業として存在できます。しかし自分たちが訪問看護を提供する先には、利用者の、そして地域の困りごとも一緒に抱えることになります。訪問看護師だけでそれらを解決しようとするには限界があります。その時に地域包括ケアシステムとして、地域の力が解決の糸口になることも多いでしょう。地域支援ネットワークの力を借りながら、最期まで暮らし続けることができる地域を作ることは、訪問看護師が、利用者の人生の最後まで伴走することにつながっていきます。

※1　暮らしの保健室とは、予約なしに無料で誰でもふらっと立ち寄り、健康や介護にかかわる暮らしのなかのさまざまな困りごとを相談できる場。地域によってさまざまな形で運営される。

訪問看護ステーションけせら
統括所長　阿部智子

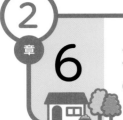

② 章 6 地域との関係づくり
⑦事業所のホームページは必須？

● 法制度・仕組みの 必須知識 ●
中小企業の約9割がホームページを開設している

事業所のホームページ（以下、HP）は必須かと問われれば、必ずしも必須とは言えないでしょう。しかし、昨今の企業においては自社HPは当たり前のような社会となっており、中小企業の約9割がHPを持っています（図2-6-7A）。

HPの大きな目的は事業所の認知度と信頼感の向上です。訪問看護ステーションにおいても、利用者・家族やさまざまな機関、担当者からアクセスされること、そして選ばれることを考えたならば、事業所のHPはやはり必須と言えるかと考えます。しかし、「とりあえずHPをつくった」だけでは、効果を発揮することはできません。ホームページを持つ目的を明確にし、目的に合った運用を継続的に行って初めて効果が生まれます。

図 2-6-7A　従業員規模別に見た、ホームページの開設状況の推移（2010年―2017年）

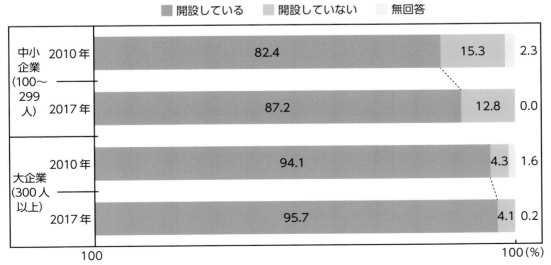

出典：2019年版中小企業白書. 282. より

発信したい事柄を絞り、明確に打ち出す

　訪問看護ステーションがHPを持つ目的は、ステーションの知名度をアップすることであり、問い合わせや相談などのアクションを増やすことです。訪問看護ステーションの利用者を増やしたいのか、それとも訪問看護師を採用したいのか、その目的によって発信する情報を具体的・明確にしましょう。また、HPの優れている点の1つは、「常に最新情報を発信できる」ことです。ユーザーの求める情報を発信していくこと、もしくは訪問看護ステーションが発信したいことのポイントを具体的かつ、できるだけ1つに絞ることによってユーザーはたどり着きたい情報にアクセスしやすくなります。

　情報を必要としているユーザーにとってHPは重要な意味を持ちます。ホームページを訪問看護師の採用で活用したいならば、働いてみたいという魅力的なホームページを作成することは当然でしょう。しかし、雇用したい看護師像はどの年代でしょうか？　今は年代を問わずスマートフォンを活用しています（図2-6-7B）。極端なことを言えば、若い人ほどパソコンで情報を検索することが少なくなっています。作成したホームページはパソコンからだけではなくスマホからも検索できることが必要です。また、SNSについては、フェイスブックの利用者はある年代以上の方が利用し、若い年代の方はあまり利用しません。若い年代の方はインスタグラムやLINEを利用する傾向にあることを知っておきましょう。雇用したい看護師の年代によって使い分ける必要があるからです。

　HPを上手に使いこなし、ステーションを周知し認知度を高めることにチャレンジしましょう。

図2-6-7B　主なインターネット利用機器の状況（年齢階層別）

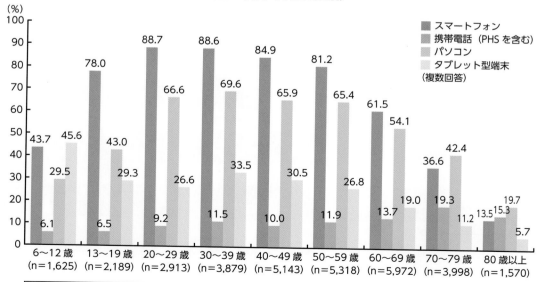

出典：総務省. 令和元年通信利用動向調査報告書（世帯編）. 27. より

訪問看護ステーション
を運営する

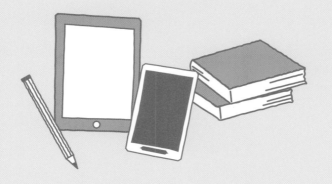

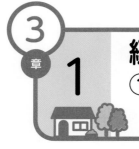

3章 1

経営戦略・事業計画立案、目標策定と評価 ①看護技術と気持ちだけでは経営は 成り立たない

● 法制度・仕組みの **必須知識** ●

管理者は制度を理解し、運営基準を遵守した運営が 最低ライン

　訪問看護事業の特徴は、介護保険や医療保険等の制度により、事業所や訪問看護提供の仕組みが決められていることです。事業者は制度を遵守し、運営することが求められています。そのためには制度に関するさまざまな法律、例えば介護保険制度では運営基準となる人員基準や事務所の設備等について、医療保険制度では健康保険法や障害者総合支援法などについても理解して運営することは、訪問看護事業の最も基本となるところです。管理者であれば、表 3-1-1 の法律は押さえておく必要があるでしょう。

表 3-1-1　管理者が知っておきたい法律

・健康保険法	・生活保護法
・国民健康保険法	・障害者総合支援法
・介護保険法	・労働者災害補償保険法
・高齢者の医療確保に関する法律	・原子爆弾被害者に対する援護に関する法律
・児童福祉法	・社会保険診療報酬支払基金法
・感染症	

出典：清崎由美子編著. 明日からできる訪問看護管理改訂 2 版. メディカ出版, 2020, 127.

押さえておきたい**ポイント**

管理者には理念に向かって牽引する能力も必要

　「訪問看護ステーションの運営は管理者で決まる」。管理者の方々には、常にこの言葉を念頭に置いていただきたいと思います。訪問看護ステーション管理者はステーションの要です。法人として立派な理念を掲げたとしても、実際に運営していくのは管理者です。管理者が制度を理解し、運営に関する基準に従って運営することは最も重要なことです。訪問看護ステーションの開設当初は開設できるための人員、いわゆる常勤換算 2.5 人程度からオープンすることがほとんどです。しかし、職員数人とはいえ、1 つの組織として人員管理や経営管理を担う管理者には、単純に看護師等の資格があるだけの看護師が担えるものではなく、管理者として素養のある看護師等が望まれます。では管理経験のある看護師であれば適任かといえばそうとも限りません。

　訪問看護ステーションの管理は先に述べたように、小さくても 1 つの組織として経営を含めた運営全般を管理する必要があるからです。特に病院と違うのは、収支管理や予算決算の管理などの経営管理も重要な役割になることです。また、訪問看護ステーションの管理者は制度の中で常勤換算 0.5 名とカウントされています。いわゆる半分は管理者ですが半分は訪問看護師として、在宅での療養生活を支援して、心身機能を維持回復できるようにするという、訪問看護師としての能力も併せて管理者に求められるからです。ステーション開設後は、管理者も看護職員も定着することが重要です。看護職員がすぐに退職するようなステーションでは、利用者も不安になります。特に管理者の定着率が悪いステーションは、経営的にも安定していない傾向にあります。また、地域のケアマネジャーなどからのステーションに対する評価も低くなりがちです。事業所が安定してステーションを維持するためには事業所・利用者・職員を一元的に管理でき、必要な指揮命令ができる管理者の存在がステーション運営の鍵になります。

　訪問看護ステーション数はこの 10 年、毎年飛躍的に増えています。しかしその一方、廃止・休止する事業所も、新規数の半数ほどあります。廃止する理由としては開設はしたが、その後、開設の要件である常勤換算の 2.5 人を維持することができず、新たな人材を確保することもできないという人材不足であったり、開設したが事業所が集中しているために、運営できる程に利用者を確保できないなどの理由があります。休止や廃止にならないためにも、事業所が目指すべき運営の方向性を定め、経営戦略を立てることが必要です。

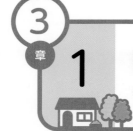

3章 1 経営戦略・事業計画立案、目標策定と評価 ②目指すべきは収益の安定化

● 法制度・仕組みの 必須知識 ●
ステーションの維持に大切なのが収益の安定化

　訪問看護ステーションの開設は比較的容易ですが、運営を維持することは大変です。なぜならば、維持のためには収益を安定させる必要があるからです。

　訪問看護ステーション事業を持続するという意味には、理念をもって訪問看護を提供するための働く場を確保するとの事業者の思いもありますが、それよりも大事なことは、地域で訪問看護サービスを受ける利用者に、安定的かつ継続的にサービスを提供することです。そのためには訪問看護の質を確保し、良質な訪問看護サービスを提供し続けることが必要であり、その実現には、有能な人材の確保が鍵になります。

　有能な訪問看護師は自事業所内での自分の役割を理解したうえで、訪問看護事業を通して地域へ事業所のアピールもしてくれるものです。事業所では訪問看護師に求められる地域でのニーズに対応できるようスキルアップを目指し、職員には十分な教育や研修を計画的に受講できる環境を設定しましょう。

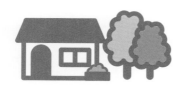

押さえておきたい*ポイント*

利用者の減少を最小にしながら、少しずつ新規利用者を増やす

　最近の訪問看護利用者の傾向としては、医療的ニーズの高い人や末期がん、重度障害児などの小児や精神疾患などの診療報酬の対象者や、認知症、独居者、多問題を抱えて地域で生活する介護報酬の対象者などといった方々が多くなってきています。地域には訪問看護を必要とする重度な療養者が増えているのです（図 3-1-2）。事業所として、日ごろからさまざまな利用者に訪問できる体制を整え、積極的に新規の利用者を獲得していきましょう。

　訪問看護の対象者に重症度の高い利用者が多いということは、病状も不安定なことからすぐに入院することも多くなり、それは収入の不安定さにつながります。しかし新規の顧客を獲得するにはそれなりの時間を要し、利用者が急激に増えるということはありません。利用者を獲得したならば、一事例一事例を丁寧にかかわり、悪化させないように、入院しないで在宅療養が継続できるように、また自立した生活を目指せるようにかかわることを訪問看護の目標とします。

　利用者を獲得し続けることが簡単ではない中で、定期的に安定して訪問看護を提供し、利用者数の減少を最小にすること。そのうえで、新規利用者を少しずつ増やしていくことができる体制こそ、収益の安定化につながります。運営および経営は、地道に粘り強く行うのが安定化への近道とも言えます。

図 3-1-2　訪問看護ステーション利用者の特徴

○医療的ニーズの高い人　○がん末期　○重介護の人　○認知症の人
○精神疾患を持った人　○小児（超重症児・準超重症児・医療的ケア児）
○一人暮らし・高齢者世帯　○多問題を抱えた人

要医療・要介護・要看護の人達が増加している

出典：清崎由美子編著．明日からできる訪問看護管理 改訂 2 版．メディカ出版，2020，20.

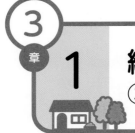

経営戦略・事業計画立案、目標策定と評価
③理念をもとに経営戦略を考える

3章 1

・法制度・仕組みの必須知識・

理念は事業所の目指す方向、存在意義を表現したもの

どんな企業においても企業理念は存在します。訪問看護ステーションにおける理念も、「ステーション経営をどんな目的で、どのように展開するのかという根本的な考え」を表したものです。経営理念を明文化し、行動指針にまで落とし込み（2 章 1-1、p42 参照）、職員の判断や行動の基礎とすることが重要です（表 3-1-3）。

表 3-1-3　理念の活用例

・月 1 回のカンファレンスで理念を確認する
・新しい利用者が入ったり、予期せぬ事態が発生したときなどに話し合いの場をもち、理念を確認しながらケアの方針を摺り合わせる
・月 1 回、関係事業所との合同会議を開き、理念を基に成功事例や失敗事例を話し合う
・自分たちが理念をどのように具現化できるのかを、社内研修で繰り返し話し合う
・理念に基づいてスタッフがどのような役割を果たしたのかを年に 1・2 回発表する

一般社団法人全国訪問看護事業協会. 看多機管理者のための経営・マネジメントの手引き. 2020, 19. 図表 2-4 を改変

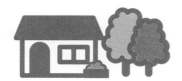

押さえておきたいポイント

地域からの信頼が戦略の基礎となる

　訪問看護師は専門的な知識や技術を用いて、利用者の心身の状態や療養環境をアセスメントしながら、訪問看護師として療養者に関わります。その根本には、人としての関わりがあります。利用者や家族の立場に立ち、意思や主体性を尊重すること。地域で訪問看護師として担うべき役割を認識して、事業所を発展させるための積極的な姿勢があること。また、訪問看護師は訪問看護を提供することにより、その対価をいただくサービスであること。このように役割と事業所経営をバランスよく成立させるには、利用者や家族が訪問看護師に期待している内容を把握することも必要です。

　訪問看護師だから自宅に訪問することが当たり前と思うのは間違っています。訪問させていただく、人の生活に立ち入らせてもらうという気持ちを持つこと。対応する訪問看護師一人ひとりが、ステーションを代表として訪問しているという自覚をもってケアすることが当たり前にできれば、信頼できる事業所として利用者・家族から支持してもらえるはずです。

　寄り添うという意味を考え、どうであれば寄り添うことになるのかをそれぞれの看護師が考えることができるように、事業所は社会性と人間性を豊かに育む教育体制の構築が求められます。「自分たちが売りたい商品としての訪問看護が強く伝わるようにアピールすること」を丁寧に行いましょう。訪問看護師それぞれが地域で目指したいと考える訪問看護を伝え、ケアとして提供できたならば、利用者は訪問看護を受けることで安心して自宅での生活が継続でき、看護師のモチベーションも下がらず、魅力的なステーションとして存在することができるでしょう。地域に定着する訪問看護ステーションとなるためには、地域に信頼されるステーションとなる必要があります。経営戦略の作成については次項で解説しますが、戦略の前提となるのが地域からの信頼だと考えます。

　企業が保有する経営資源（ヒト・モノ・カネ）は有限であり、資源をどのように分配するかは、経営戦略によって決められるのが通常です。訪問看護ステーションにおける資源の多くはヒトであり、モノよりもヒトに分配することが多いと考えますが、訪問看護を取りまく社会の変化に応じて、事業所は理念を戦略に落とし込むこと、すなわちどのような看護師像を目指すのかを明確にすることが重要です。

1 経営戦略・事業計画立案、目標策定と評価 ④自事業所の強み・弱みを分析する

● 法制度・仕組みの 必須知識 ●
SWOT 分析で現状を把握する

　戦略を考えるにあたっては、まず内部環境や外部環境など現状を把握し、ステーションの競争優位性、いわゆる自事業所の強みや弱みを分析したうえで経営戦略を考えます。自事業所があるべき姿になるために、現状におけるよい要因と悪い要因を正しく理解し、組織改革や事業の方向性を、スピード感をもって変革していく必要があることを認識して運営に当たります。

　このためには、自事業所のサービスの質を知ることが必要です。訪問看護はサービスであり商品です。サービスの価値を高めることが、よい商品になるとも言えます。であれば、訪問看護師一人ひとりのサービスの質を上げることも重要ですが、事業所全体の総合的な評価をサービスの質と捉えることもできます。自事業所の質を分析して事業所の訪問看護の価値を認識しましょう。

　理念に基づき目標を達成するために事業計画を立案しますが、事業計画には事業者が強みとしていることを盛り込むことにより目標の達成は早くなります。また、目標の達成のためには強みが不足していると分析されたならば、その不足をどのように補えば達成につながるかを考えます。要するに、事業所の弱みを強みに変える方法です。事業所が持つ資源の何が強みであり、何が弱みなのかを知るには SWOT 分析が効果的です。

　SWOT 分析はなんとなく行っても効果的な分析はできません。詳細は成書に譲りますが、具体的で明確な目標を持ち、S・W・O・T の各要素を箇条書きにして書き出し、集約してグルーピングしてそれぞれの関係性をわかりやすくして文章化していきます。

図 3-1-4　SWOT 分析

	プラス要因	マイナス要因
内部環境	強み (Strength)	弱み (Weakness)
外部環境	機会 (Opportunity)	脅威 (Threat)

S：自社の強み・製品・サービス＝訪問看護の質。いわゆる技術や人脈や長年のノウハウ、研修体制や施設の環境など
S・W・O・T の 4 つの要素には関連性があり、それぞれが単独で存在するわけでなく、企業活動や市場動向などで流動化する

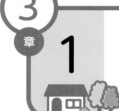

3章 1 経営戦略・事業計画立案、目標策定と評価
⑤経営戦略を事業計画に落とし込む

● 法制度・仕組みの 必須知識 ●
事業の方向性を明確にすることでさまざまな効果が生まれる

「事業計画書」について2章3-4（p67）では資金調達時に関して触れましたが、今後どのように事業を運営していくのか、具体的な行動を内外に示す計画書は継続して必要です。どのような方法で顧客を獲得するのか？　これは手段であり、どのような価値を提供していくか？　これは役割であり、そもそもなぜ事業所が存在しているのか？　これはすなわち使命であると言えます。

つまり戦略的に物事を考え形にし、これを具体的に目指すべきステーションのシナリオとして事業計画を策定することにより、ステーションを取り巻く環境を踏まえ進むべき方向性を示すことができます。銀行などから融資を受ける際にも、この事業計画書が非常に重要になってきます。事業計画書を作成することのメリットには、「思考整理」と「可視化」、また「方向性の共有」「資金調達をしやすくなる」などがあります（表3-1-5）。

事業計画をより具体的に示すことで、ステーションが目指す目標を誰でも理解できるようになります。具体的に明文化することや、数値で表すことにより、さらに可視化が容易になります。事業計画立案にあたっては経営陣やトップマネジメント層だけで考え・作るのではなく、管理者をはじめ訪問看護師などスタッフ全員が納得し、共感を得られるものとなれば、より意義のあるものとなります。自分たちが実践したい訪問看護を継続していくためには、ステーションの安定的な運営が必須であることを理解してもらえれば、自ずと看護だけでなく経営も我が事として捉えてくれるようになります。

表 3-1-5　事業計画書のメリット

・思考が整理され、目的、実現性、将来性、収益性などが明確になる
・計画書にすることで可視化され、新しい発見などにつながる
・方向性が共有され、事業にかかわるスタッフみなが同じ方向に向かうことができる
・説得力のある事業計画書が作成できれば、金融機関などから資金調達がしやすくなる

事業所の強みを活かした戦略を計画に落とし込む

では、実際に事業計画を作成するためのプロセスを考えてみましょう。

①事業概要をはっきりさせる

次年度にステーションとして行いたいことや目指したいことを明確にして記載します。例えば、訪問エリアが広くなりスタッフの移動時間も負担も増えたため、サテライト（出張所）を作り、その地域の利用者に継続して訪問看護を提供しようとするなど、ステーションが目指す姿を記載します。

②いつまでに何が必要となるかを明確にする

経営目標を実現するための必要資源がいつ頃、何が必要となるのかを明確にします。6月にサテライトをオープンするとすれば、4月には地域と事務所を決定し、5月には事務所に必要なものを購入する必要があります。新たな人員を雇用する必要があれば、募集はさらに早い時期に行います。

③収入計画の作成

収入計画を月ごとに明確にします。6月にサテライトがオープンしても収入にはなりません。しかし、費用は発生します。訪問看護ステーションの経費のほとんどは人件費です。他は事務所の家賃やシステム利用料などの固定費であり、これらは収入がなくても費用として発生しますので、できるだけ固定費を小さくするように計画します。ただし、人件費をあまりに小さくすると、スタッフのモチベーションも下がり、ステーションの理念が実現できないリスクにもつながります。

④必要な人員を明確にする

計画した収入を何人の人員で達成するのかを明確にします。ステーションの収入がどの程度あればサテライトを維持できるのかを試算します。ステーションの収入は1人の看護師にいくら収入が得られるかで決まります。人員を増やす時期や人数は一人ひとりの生産性を考えて明確にします。

⑤その他の費用を計画する

どの程度の収入と費用ならば事業継続が可能なのか、必要な費用や時期を明確にします。給与などの固定費に加え、訪問のための移動費や営業のための費用となる変動費用を加えます。

⑥収支バランスの検討

計画した収入と費用をすべて具体的な数字に表し、収支バランスを検討します。収入は、診療報酬と介護報酬では同じ1件の訪問でも単価が違います。また、訪問看護師経験者と経験の浅い看護師では生産性が違います。1日に1人が何件訪問するかで月間収入は大きく変わりますが、人件費は同じです。収入に見合わない家賃やシステム費用などは経営を圧迫する結果にもなります。毎月見直しを行い、必要に応じて無駄を省くなどを検討し、必要な情報やデータを確認します。このプロセスを行きつ戻りつしながら、修正・再考を繰り返します。

*

管理者はステーションの強みを正確に把握し、何が重要であるか優先順位を付けて戦略を打ち出していく必要があります。訪問看護を取りまく環境は変化し続けます。変化する経済環境に応じて、将来を予測した経営戦略の策定、実行を行わなければなりません。自事業所の強みや特徴を把握し、理解しながらスピード感をもって組織改革や事業の方向性を決定していくことが重要です。

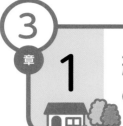

経営戦略・事業計画立案、目標策定と評価
⑥事業計画書の例

法制度・仕組みの必須知識
事業計画書は、描く事業の姿が数値になったもの

　本稿では、訪問看護事業所を経営していくために、訪問看護事業の収益構造について、また事業計画書の立て方などについて触れていきます。3章1—5でも触れましたが、まずは、「事業計画書とは何か？」という基本的な知識、事業計画書の構造について例を見ながら説明します。

事業計画とは？

　事業計画とは、「これからどのように事業を運営していくかの計画」を立てたものです。事業計画という言葉を聞いて、「売上」や「数字」というイメージを連想して、苦手意識を持つ医療職の方も少なくないと思います。最終的には数字で表されることが多いのですが、事業計画の重要なポイントは「事業を・どのように・運営していくか」を計画することにあります。

　何名の利用者さんに、何件訪問するか。そのためにスタッフが何人必要か。これらは訪問看護事業所を運営するとき、当たり前のように考えることです。事業計画は、これらの「事業を・どのように・運営していくか」を、経営する上で考えなければならない売上や経費、利益などの数値に置き換えていきます。しばしば、理解不足のまま「売上」「人件費」「利益」などの指標からスタートして、苦手意識を持たれる方がいます。しかし、あくまで事業（現場）を運営していく上で考えた計画を、売上などの指標に置き換えたものなので、考える順番を逆にしないことが大切です。現場と事業計画上の数値の関係性が分かってくると、事業計画の数値を見て、現場がどのように運営されていくのかが読み取れるようになります。

押さえておきたいポイント

現実をイメージして計画を立てる

事業計画書の構造

　それでは、事業計画書の構造について見ていきましょう。本書は、はじめて訪問看護の運営に携わる方も対象としているため、基本的な事業計画書の見方や考え方について、また、現場の管理者が事業計画を理解し、立案できることを優先して解説します。そのため、専門的な会計基準や精緻な事業計画立案に関する内容は、成書に譲ることとします。

　事業計画書をみると（表3-1-6）、上から順に、さまざまな項目が並んでいます。重要な指標は、

表 3-1-6　訪問看護ステーション事業計画イメージ

	2021年4月	2021年5月	2021年6月	2021年7月	2021年8月	2021年9月	2021年10月	2021年11月	2021年12月	2022年1月	2022年2月	2022年3月	累計
①売上高	360,000	720,000	1,080,000	1,440,000	2,160,000	2,520,000	2,880,000	3,240,000	3,600,000	3,960,000	3,600,000	3,600,000	29,160,000
訪問件数	40	80	120	160	240	280	320	360	400	440	400	400	3,240
利用者数	5	10	15	20	30	35	40	45	50	55	50	50	—
1利用者あたりの訪問件数	8	8	8	8	8	8	8	8	8	8	8	8	—
1件当たりの訪問単価	9,000	9,000	9,000	9,000	9,000	9,000	9,000	9,000	9,000	9,000	9,000	9,000	—
②原価	0	0	0	0	0	0	0	0	0	0	0	0	0
③売上総利益	360,000	720,000	1,080,000	1,440,000	2,160,000	2,520,000	2,880,000	3,240,000	3,600,000	3,960,000	3,600,000	3,600,000	29,160,000
④販売費および一般管理費	1,516,000	1,516,000	1,516,000	1,864,000	1,864,000	1,864,000	2,212,000	2,212,000	2,212,000	2,212,000	2,212,000	2,202,000	23,402,000
人件費　計	1,276,000	1,276,000	1,276,000	1,624,000	1,624,000	1,624,000	1,972,000	1,972,000	1,972,000	1,972,000	1,972,000	1,972,000	20,532,000
看護師給与	900,000	900,000	900,000	1,200,000	1,200,000	1,200,000	1,500,000	1,500,000	1,500,000	1,500,000	1,500,000	1,500,000	15,300,000
看護師スタッフ数	3.0	3.0	3.0	4.0	4.0	4.0	5.0	5.0	5.0	5.0	5.0	5.0	—
看護師1名あたりの給与	300,000	300,000	300,000	300,000	300,000	300,000	300,000	300,000	300,000	300,000	300,000	300,000	—
事務給与	200,000	200,000	200,000	200,000	200,000	200,000	200,000	200,000	200,000	200,000	200,000	200,000	2,400,000
事務スタッフ数	1	1	1	1	1	1	1	1	1	1	1	1	—
事務1名あたりの給与	200,000	200,000	200,000	200,000	200,000	200,000	200,000	200,000	200,000	200,000	200,000	200,000	—
法定福利費	176,000	176,000	176,000	224,000	224,000	224,000	272,000	272,000	272,000	272,000	272,000	272,000	2,832,000
経費　計	240,000	240,000	240,000	240,000	240,000	240,000	240,000	240,000	240,000	240,000	240,000	230,000	2,870,000
賃借料	100,000	100,000	100,000	100,000	100,000	100,000	100,000	100,000	100,000	100,000	100,000	100,000	1,200,000
車両費	50,000	50,000	50,000	50,000	50,000	50,000	50,000	50,000	50,000	50,000	50,000	50,000	600,000
旅費交通費	30,000	30,000	30,000	30,000	30,000	30,000	30,000	30,000	30,000	30,000	30,000	30,000	360,000
通信費	20,000	20,000	20,000	20,000	20,000	20,000	20,000	20,000	20,000	20,000	20,000	20,000	240,000
消耗品費	15,000	15,000	15,000	15,000	15,000	15,000	15,000	15,000	15,000	15,000	15,000	15,000	180,000
水道光熱費	15,000	15,000	15,000	15,000	15,000	15,000	15,000	15,000	15,000	15,000	15,000	15,000	180,000
雑費	10,000	10,000	10,000	10,000	10,000	10,000	10,000	10,000	10,000	10,000	10,000	10,000	120,000
⑤営業利益	-1,156,000	-796,000	-436,000	-424,000	296,000	656,000	668,000	1,028,000	1,388,000	1,748,000	1,388,000	1,398,000	5,758,000
雑収入	0	0	0	0	0	0	0	0	0	0	0	0	0
受取利息	10	0	0	0	0	0	10	0	0	0	0	0	20
⑥経常利益	-1,155,990	-796,000	-436,000	-424,000	296,000	656,000	668,010	1,028,000	1,388,000	1,748,000	1,388,000	1,398,000	5,758,020

	2021年4月	2021年5月	2021年6月	2021年7月	2021年8月	2021年9月	2021年10月	2021年11月	2021年12月	2022年1月	2022年2月	2022年3月	累計
⑦累計損益	-1,155,990	-1,951,990	-2,387,990	-2,811,990	-2,515,990	-1,859,990	-1,191,980	-163,980	1,224,020	2,972,020	4,360,020	5,758,020	—

※本事業計画の数値は仮定であり、実際と異なります。

色のついた行です。

①売上高

　まずは、①売上高です。売上高は、事業で得た収入を指します。経費を払うにも、売上高から順次支払っていく形になりますので（不足する場合は預金から切り崩しますが）、事業計画書の一番上に記載します。詳細は後述しますが、単に「売上○○万円」と言われても、ピンとこない方が多いと思います。そのため、表のように、「（2021 年 4 月の場合）5 名の利用者を訪問→ 1 名あたり月に 8 件訪問をする→ 5 名× 8 件で、月に 40 件の訪問→ 1 件当たりの訪問単価が 9,000 円→ 40 件× 9,000 円で、月に 360,000 円の売上」と単純化して示しています。このように、現場と数値を紐づけて考えることが重要です。

②原価

　次に、②原価です。原価とは、サービスや商品の提供そのものにかかる経費を指します。例えば、ハンバーグ屋さんであればハンバーグの材料費、八百屋さんなら野菜などの仕入れ値になります。訪問看護の場合、訪問するのは看護師等なので、「看護師の人件費」と考えることもできますが、人件費は一般的に、④販売費および一般管理費に含まれることが多いため、今回は原価には含めず、原価は考えないこととします。

③売上総利益

　③売上総利益は、売上高から原価を引いたものを指しますが、ここでは原価は考えないこととしているので、これについても割愛します。本書では、現場で活用できる事業計画の理解に重点を置いて説明しますので、紙面の都合上、細かい会計の定義は省略します。原価と売上総利益に関して詳細を知りたい方は、会計の解説書を読むことをおすすめします。

④販売費および一般管理費

　④販売費および一般管理費（以下、販管費）は、事業を運営する上でかかる諸々の経費を指します。各項目の順番に決まりはありませんが、人件費など、比較的高額かつ、経費を支払う義務として優先度が高いものから並ぶことが多いため、事業計画を作る上では、金額の割合が大きいものから並べていきましょう。訪問看護の販管費には、主に人件費や賃料、車両費などがかかります。詳しくは後述しますが、急に減らすことができない、毎月固定でかかる経費（固定費）の割合が多い特徴があります。表 3-1-6 に掲載した項目は一例ですので、状況に応じて増減します。事業計画を作る上では、項目を 1 つひとつ精緻に書き出すことは必要ありませんが、大きな金額の項目が漏れないように注意します。後々、計画外の大きな経費が必要となると経営に大きく影響してしまいます。訪問看護の場合は、人件費が販売費および一般管理費に占める割合が非常に大きいのが特徴です。人件費についても、「スタッフ数と平均給与から、どのタイミングで、何名スタッフが必要か？　その人数を採用できたとすると、人件費がいくらになるか？」と現場視点で考えていきましょう。

⑤営業利益

　⑤営業利益は、③売上総利益から④販売費および一般管理費を引いたものです。営業利益は、「本業（今回の場合は、訪問看護事業）でいくら利益が出ているか？」を示したものです。詳しくは触れませんが、会社の最終的な利益は黒字でも、実は本業は赤字で、会社の資産を売ったこと（本業外の収益）による黒字である場合などがあります。そのため、そもそも本業で黒字か赤字かを見るために、この営業利益を用います。表 3-1-6 の例でみると、開業後 4 カ月（7 月まで）は、人件

費を中心とした経費に対して、売上が少ないため、営業利益が赤字になっています。その後の計画では黒字に転じていきますが、営業利益が赤字のままでは、本業で利益を出ていないので、いずれ預金がなくなって倒産することになります。

⑥経常利益

⑥経常利益は、営業利益に利息や本業外の収入・支出を加味した利益です。医療法人などが運営する訪問看護ステーションの場合、営業利益という項目がなく、経常利益のみが使われているケースがあります。その場合は、この経常利益の推移をしっかりチェックしましょう。

⑦累計損益

最後に、⑦累計損益について解説します。累計損益は、通常、事業計画書には記載されないことが多いですが、訪問看護事業所を開設し運営していく上で非常に重要な指標のため、今回はあえて記載しています。累計損益とは、言葉の通り「累計で、いくら損失や利益が出ているか？」という指標です。この指標は、最大でいくらまで赤字が膨らむのか、いつから手元に利益が入ってくるようになるのかを示す指標です。まず、表3-1-6の事業計画では、開設後4カ月は⑥経常利益が赤字の計画となっています。そのため、⑦累計損益を見ると、累計で4カ月目に約281万円まで、赤字が膨らむ計画になっています。そのため、この計画通りに運営をするとしたら、281万円以上の預金が手元にないと、開業早々に預金がなくなり倒産することになります。また、⑥経常利益を見ると、5カ月目以降に黒字になる計画ですが、累積の赤字分を取り戻すのにしばらく時間がかかります。この事業計画では、9カ月目にようやくこれまで切り崩した預金を上回る利益が出るようになります（累積損益で黒字化達成）。そのため、融資で開業資金を準備する場合は、計画上、累積損益が最も赤字になる金額以上にお金を借りておく必要がありますし、その後の返済も累積損益で黒字になるまでの期間以上に、資金を貸してもらうことが必要となります。また、これらはあくまで計画通りに実績が出る前提での話であるため、計画が下振れすることも考慮し、余裕をもって資金を準備することが重要です。

事業計画を考える際の注意点

ここまでに説明した通り、事業計画は「これからどのように事業を運営していくかの計画」です。事業計画の数値を考えていると、いつの間にか数字のお遊びになってしまい、現実と乖離が生じたり、最も大切な、現場でどのように運営していくかがおざなりになってしまうことがあります。現場と紐づかない事業計画では、計画を立てたのはよいものの実行ができなくなってしまうため、しっかりと現場や事業所の運営をイメージしながら、事業計画を立案しましょう。また、計画好きな方は、項目を非常に細かく設定したり、計算式を複雑に考えてしまうことがありますが、こちらもあまり望ましくありません。なぜならば、事業計画を目標に事業を運営するうえで目標自体が複雑で理解しがたいものだと、事業を展開する際にスタッフが理解できないためです。場合によっては立てた本人でさえ、そのうちにどう考えたか分からなくなってしまうケースがあります。そのため、「単純明快に」「現場のスタッフが理解できる指標で」「しっかり実行までやりきれることができる」計画を立てることが重要です。

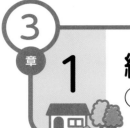

3章 1 経営戦略・事業計画立案、目標策定と評価 ⑦訪問看護事業の収支構造と損益分岐点

法制度・仕組みの必須知識
赤字から黒字に変わる境目が損益分岐点

　次項より、具体的に訪問看護ステーションの事業計画の立て方について触れていきますが、その前に、訪問看護事業の収支構造の特徴と「損益分岐点」という考え方を説明します。

訪問看護事業の収支構造の特徴
売り上げは変動しやすいが、経費は変わらない！

　訪問看護事業の収支構造の特徴は、先に述べた通り、売上の変動に対して、経費の多くが固定費で変わらないことにあります。

　まず、経費の観点から考えましょう。ステーションで最も多くの割合を占める費用は何でしょうか？　答えは、看護職員等の人件費です。規模にもよりますが、次いで家賃というところが多いでしょうか。これらの経費は固定費といい、売上が減ったからといって減らすことができないものです。もちろん、退職などにより人件費が下がることはありますが、意図的に減らすのは困難です。

　一方、売上はどうでしょうか。訪問看護の売上は利用者を訪問することによって発生しますが、ご入院やご逝去、訪問看護の卒業など、急に訪問がなくなり売り上げが減少することがあります。また、売上を上げたいと思っても、利用者の紹介から訪問開始までには時間を要します。

　これらの売上はさまざまな要因で上下しやすいものの、経費は固定費で変わらないことを考えると、まずは売上の変動を予測して 2〜3 カ月先を見越しておくこと、また経費（固定費）は、売上に合わせてどこまで許容できるかを考えておくことが重要です。

損益分岐点とは
赤字から黒字へ転換する際の売上を把握しておこう！

　上記の通り、売上と経費のバランスを把握する時に押さえておくのが、「損益分岐点」という考え方です。簡単にいうと、「赤字から黒字に変わるのは売上がいくらの時か？」ということです。説明をシンプルにするために、訪問看護事業には人件費と家賃しか経費がかからないとします。1名 30 万円の人件費の看護師が 5 名おり、事務所の賃料は 20 万円でした。すると、毎月の経費は 170 万円です。この際、赤字から黒字に変わるポイントは、売上が 170 万円の時です。このポイント（利益が 0 円になる）を損益分岐点といいます（p133 参照）。ここから何がわかるかというと、考え方を逆転させただけですが、損益分岐点を下回ると赤字であるということです。つまり、先ほどのケースの場合は 170 万円の売上を上げない限り赤字が積みあがっていくことになり、経営では、損益分岐点を超えているのか、また超える見込みがあるかが重要になってきます。

1 経営戦略・事業計画立案、目標策定と評価 ⑧売上計画の立て方

どんぶり勘定すぎず、細かすぎずに計画を立案する

　それでは、具体的に売上の計画の立て方について考えていきましょう。

　売上の計画は、どうやって立てたらよいでしょうか？　「○月は100万円！」と根拠のない数字や感覚で決めてしまっては、前項で解説したように、やってみたら大赤字…ということも考えられます。一方、「30分の訪問が○件、60分の訪問が○件…A加算は○件で…」と細かく計算する方もいるかと思いますが、これもよく陥りがちな失敗例です。後者は、具体的に細かく考えており、一見よいように思えます。しかし、せっかく計画を立てたにもかかわらず、指標が細かすぎて実際の業務ではうまく運用できなくなってしまうのです。例えば、訪問時間別に狙い撃ちで営業を行うことは困難ですし、加算の有無も利用者の状況によって大きく変わります。

　そのため、よい計画の立て方として、運用時に管理者やスタッフが理解でき、目標達成のための行動指標として機能するように設定することが大切です。例えば、最もシンプルなケースで言うと、「訪問件数 x1件あたりの訪問売上」で売上を考えることが挙げられます。「○月は、訪問件数50件まで上げよう、1件当たりの売上が8,000円とすると、売上40万円」という形です。

　この場合、1件当たりの訪問の売上は、報酬額が定められているため、上げたり下げたり意図的にコントロールができないため、訪問件数が目標となります。また、1件当たりの売上についても、加算などを細かく計算しても実際には変動があるので、過去の実績や業界的な平均値で考えるとよいでしょう。もう少し具体的に計画を立てる場合は、介護保険・医療保険別に訪問件数を考えるという方法があります。保険の種類は営業先を変更することでコントロールができますし、特に医療保険の利用者は体調の変動も大きく、売上の変動が生じやすくなるので、介護保険と医療保険のバランスを考えるのも、売上を考える上で重要な視点です。

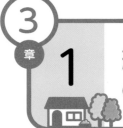

1 経営戦略・事業計画立案、目標策定と評価
⑨固定経費の計算

法制度・仕組みの必須知識
事業には最低限、固定費を超える売り上げが必要

　売上計画に続き、固定経費の計算について解説します。「事業計画書」の項目で述べたように、訪問看護ステーションにかかる経費の多くは固定費です。[1]

　具体的には、人件費（給与や交通費、法定福利費など）や家賃（建物や駐車場など）、水道光熱費などです。これらは、売上に関わらず固定的に発生する経費であるため、固定費と呼ばれます。少なくとも固定費以上に売上がないと事業は赤字となり、経営は成り立ちません。訪問看護事業を運営する上で、固定費がいくらかかっているのかは把握しておくことが必要です。

　計算方法は、いたって単純です。毎月必ず発生する経費を足して、固定費がいくらかを計算します。固定といっても、人件費の残業代など毎月多少の変動がありますが、それらも加味してどの程度固定経費がかかっているかを把握しましょう。なお、残業代は変動費とする考え方もあります。

※1　固定費とは、売上の増減に関わらず発生する一定額の費用のことです（訪問のための車のガソリン代など売上の増減によって変動する費用は、変動費と言います）。具体的には、人件費、地代家賃、水道光熱費、減価償却費、リース料などがあげられます。毎月発生する経費ですので、経営を行う上で最低限売上として超えなければならない金額とも言えます（実際には、固定費以外の経費もあるため、経費全体を合わせて損益分岐点を超えることが重要です）。

図 3-1-9　固定費（＋変動費）以上の売り上げが事業には必要

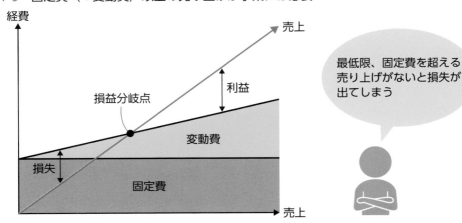

● 法制度・仕組みの **必須知識** ●
売上と経費の推移を現実的に考える

売上や必要な経費について理解した上で、1年間の売上や経費の算出を行ってみましょう。

年度単位で考えてみるために、4月から翌年の3月まで、毎月の売上や経費を算出し、それぞれの1年間の合計値を算出してみてください。1年間で、どの程度売上があり、また支出があるかが分かります（図3-1-10）。

1年間の計画を立てる時の重要なポイントは、現実的な売上や経費の推移を描けているかということです。例えば、売上が右肩上がりの計画を目指そうとしたときに、売上計画の立て方で述べたように、訪問件数が非常に重要な指標となってきますが、ある月で10件だった訪問が、翌月に100件になるような計画は現実的ではありません。これでは、計画と実際に乖離が生じてしまいます（もちろん、10件から100件に急成長する理由にきちんと根拠がある場合は問題ありません）。そのため、実際に訪問件数をどうやって増やしていくか、そのために利用者を何名受け入れる必要があるかを考えながら、売上の推移を計画しましょう。

また経費については、先に「固定経費の計算」で説明した通り、基本的に毎月必要な固定費が全体の大部分を占めていますが、売上が右肩上がりに増加する一方で経費がまったく増えないということはありません。具体的には、訪問件数が増え、スタッフの増員が必要になった場合は増員分の人件費がかかります。そのため、売上の上昇に合わせて、いつスタッフを増員すべきかを検討し、そのタイミングで経費増加を計画に盛り込んでおきましょう。

このような考え方に従って、売上や経費が1年間でどのように変動していくか、地に足の着いた計画を立てましょう。

図 3-1-10　1年間の変動を現実的な範囲で計画する

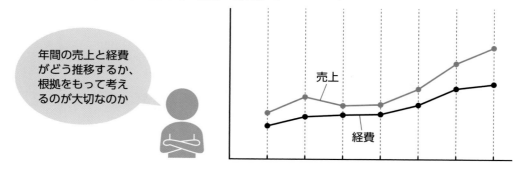

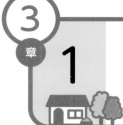

1 経営戦略・事業計画立案、目標策定と評価 ⑪見込み営業利益の算出

● 法制度・仕組みの **必須知識** ●

事業で利益を出せているかを営業利益で見る

売上と経費の計画を立てたら、売上から経費を引いて、毎月の営業利益を算出しましょう。

営業利益とは、主たる事業を運営することで得られる利益のことです。[1] 最終的には手元に残る金額は、この営業利益から営業外収益や損益を加味し、さらに法人税などが差し引かれた金額で、営業利益の金額とは異なります。しかし、この営業利益は非常に重要な指標の1つです。営業利益がいったいどのような指標なのかというと、税金などを考慮せず、主たる事業の売上と経費だけで考えた時に、収益性がどの程度なのかを見る指標になります。売上の合計額である売上高がいくら多くても、原価や販売費などの経費がそれを超えてしまったら儲かるどころか赤字です。

事業計画を立てる際は、営業利益がどのように推移していくかが重要です。開業当初は、訪問件数も少なく赤字となってしまうことは致し方ありません。しかし、売上の増加を計画した上で、黒字化を見込むことができているかが重要です。また、黒字化ができるといっても、「3年後に黒字化」では経営が成り立ちません。そのため、実際に見込みの営業利益を算出した上で、あらためて売上や経費の計画を見直し、実現可能かつ黒字化ができる計画を立てましょう。

---

1) 営業利益とは、会社が本業で稼いだ利益を指します。計算方法は、売上高から売上原価を差し引いた「売上総利益」から、さらに「販管費および一般管理費（販管費）」を差し引いて算出します。

図 3-1-11　売上高と営業利益の違い

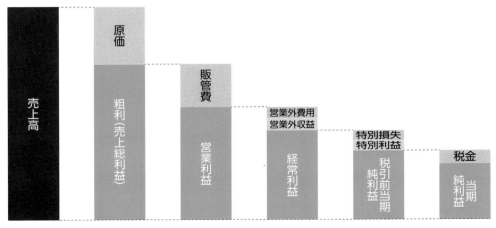

• 法制度・仕組みの必須知識 •

利益が出てても、資金繰りに失敗すると倒産も

　営業利益を算出し、あらためて実現可能かつ黒字化が目指せる計画の見直しができたら、次は、資金繰りについて考えましょう。

　資金繰りとは、収支を管理して、手元のお金がなくならないように調整することです。黒字倒産という言葉を聞いたことがあるかもしれません。黒字なのに倒産とは、一見矛盾しているようですが、事業自体は黒字であっても、利益が手元に入ってくる前に多額の支払いが発生し、現金がなくなってしまったことで倒産することがあります。

　なぜ、そのようなことが起きるかというと、事業計画上の売上のタイミングと、実際にお金が手元に入ってくるタイミングが異なるためです。例えば、4月に100件分の訪問を行い100万円の売上があったとしても、実際に保険請求を行い法人の口座に入金されるまでに約2カ月の期間があります（実際に振り込まれるのは6月頃：図3-1-12）。また、請求ミスにより全ての請求がやりなおしになった場合は、さらに入金が遅れてしまいます。

　また、訪問看護ステーションの開設当初は、しばらく赤字が続くかと思います。そのため、その赤字の合計分以上の手元資金がないと、どこかで倒産してしまいます。そのため、事業計画で黒字化が実現できるまでの赤字の合計を計算し、さらに2〜3カ月分の入金のタイムラグも見越して、事業所開設時にどの程度の資金を用意しておくかを考えておきましょう。また、計画が下振れしてしまう可能性もありますので、資金は余裕をもって準備することをお勧めします。

図 3-1-12　黒字倒産の例

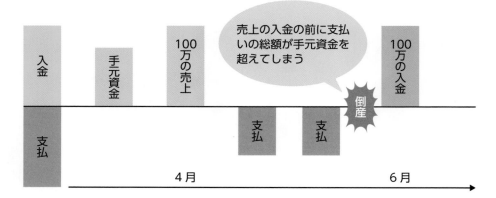

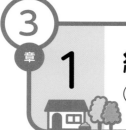

3章 1 経営戦略・事業計画立案、目標策定と評価
⑬収支モデルシミュレーション

売上と経費の数字を現実的な範囲で増減させてみる

　事業計画は、作ったまま終わりにせずに、ベースの事業計画から目標とする指標を上下させ、さまざまなシミュレーションを行うことをおすすめします。

　シミュレーションを行うメリットは、順調な場合、そうでないときなど、あらかじめさまざまなパターンをイメージできることにあります。特に訪問看護ステーションの経営・運営経験がない方は、「毎月どの程度訪問件数を増やしていけるのか？」「1名スタッフを増員するとどの程度、利益額が変わるか？」といった肌感覚がないと思います。また、訪問看護の経験があっても、さまざまな要因で事業計画通りに事が進まないことは多々あります。そのため、一度計画を作ったら、あらためて作成した事業計画を見直すことが大切です。

売上のシミュレーション

　「売上計画の立て方」（p134）で述べたように、売上は「訪問件数」×「訪問単価」で算出します。このうち、努力次第で変動するのは「訪問件数」です。この訪問件数を増減させながら、売上の変動をチェックしましょう。特に、これから訪問看護事業を始める場合は、訪問件数の伸び方の増減を意識して数値を変えてみましょう。ただし、あまりに現実離れした数値ではシミュレーションの意味がありません。実際に起こりうる範囲で、好調・不調のパターンを作ってみましょう。

　訪問看護の収支は、先に述べたように人件費は固定費であまり変動しないため、売上（特に訪問件数）をコントロールできるかが安定的な経営のための鍵となります。そのため、もし訪問看護の経験がなく、現場感覚などがない場合は、すでに訪問看護を経営している方などに、自らが考えている売上の計画が現実的なものかなど相談を行い、念入りに準備しましょう。

経費のシミュレーション

　訪問看護ステーションの経費は大部分を人件費が占め、また、固定費であることはすでに述べました。そのため、あまり細かいシミュレーションは必要ないと考えますが、先述の売上のシミュレーションに応じて、どの時点でスタッフを増員すべきかなどは再検討してよいと思います。その際に、1名スタッフあたりの1カ月の訪問件数の目安を立てておくと計画が立てやすくなります（例：スタッフ1名あたり月90件の訪問を行うと仮定する）。

　この基準を立てて、訪問件数に対して適切な人員配置を行う計画を立てましょう。訪問件数の伸びが好調でも、スタッフ数が少ないと負担が大きくなり、退職などのリスクにつながります。スタッフに長く勤めてもらうことは、運営の安定性につながります。経費（主にスタッフ数について）についても、売上と同様に現実的な数値をイメージしながら、シミュレーションを行いましょう。

● 法制度・仕組みの **必須知識** ●

計画のズレは早期に発見し、早期に改善策を講じる

　事業計画を作成した後は、実績が事業計画に沿って達成できているか評価を行います。もし、計画と現実に大きく乖離がある場合は、事業計画の見直しを行う必要があります。

事業計画の評価

　1 年に 1 回、形式的に事業計画を作り、その評価は 1 年後に行うという訪問看護ステーションの話を、よく耳にします。1 年に 1 回の評価では、現場で行う改善案も抽象的なものになってしまいがちですし、何より 1 年が終わった後に評価をしても、時すでに遅しということがほとんどでしょう。次年度の計画に活かすしかありません。

　では、実績評価の頻度はどの程度で行えばよいのかと問われれば、一概に正解はないですが、毎週、少なくとも隔週で行うことが望ましいと考えます。この頻度であれば、ズレに対して小まめに評価を行うことで、早期に巻き返しが図れることが大きな理由です。例えば、毎月 100 件の訪問件数目標に対して、初月の実績が 50 件だったとしましょう。1 月が終わったタイミングで目標を下回っていることに気が付いても、翌月は 150 件訪問するしか巻き返す手段はありません。しかし、これは現実的でしょうか？　一時的にスタッフを増員できるわけではありませんし、訪問数が少ないからと営業を行っても、新規依頼につながるまでには時間がかかります。

　計画と実際にズレが生じていることに気が付くのが遅れると、そのズレを巻き返すには時間を要するため、計画の乖離はさらに進んでしまいます（図 3-1-14）。そのため、計画とのズレは早期発見に努め、計画に届かない場合は、早期に営業を強化するなどの対処を行うことが大切です。

　一方、逆の例として、計画より新規の利用者を受け入れすぎてしまい、気が付いたらスタッフの負担が増大し離職に至ったというケースもあります。そのため、現在の訪問件数が計画した数字と上下に大きくずれていないか、毎週・隔週程度の頻度で確認し、評価を行い、必要であれば対策を講じます。

事業計画の見直し

　定期的に事業計画を評価し、対策を講じていても、計画と現実に大きく乖離が出てしまうことは、残念ながら往々に生じます。「営業は頑張っているが、新規依頼数が少なく、計画との乖離が広がってしまう」「急なスタッフの退職で、計画のように訪問件数を増やせない」。このようなことは珍しいことではありません。

　こうした場合、明らかに実現できない計画を追い続けるのではなく、現状に合わせ、実現可能な事業計画への見直しを行います。あまりに現実離れした事業計画のシナリオにこだわっていると、

乖離は広がり続け、毎月の実績が想定内なのか否かの判断もできなくなり、当然、適切な改善策も立てられなくなってしまいます。

　計画を練り直す際は、経験の浅い方でも、訪問看護という事業の現実を実感した後でしょうから、当初より現実的な肌感覚をもって事業計画を考えられると思います。これまでの実績値から、あらためてシミュレーションを行い、実現可能な事業計画への見直しを行いましょう。また、計画を見直すといっても、評価するごとに見直しをしてしまうと、計画がなし崩し的になってしまい、そもそも計画を立てなかったのと同義になってしまいます。そのため、計画の見直しは、乖離が大きく出たときなどに行うのがよいと思います。軽微な乖離は、都度早期に改善施策を実行するようにしましょう。

図 3-1-14　ズレを放置すると乖離が広がる

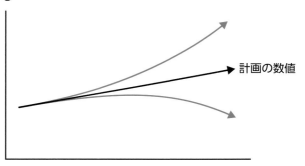

上振れも下振れも、計画からのズレは早期に発見して、早期に改善しないとズレが広がってしまう

計画の数値

• Column •

訪問看護事業では人件費を見ることが重要

人件費率とは、売上高に対してどれくらいの人件費がかかっているかという指標です。会社の利益を計算する時に、原価率とともに重要なデータとなります。計算式は以下のようになります。

人件費率（%）＝人件費÷売上×100

計算式の人件費に含まれるものには、以下ようなものが挙げられます。

> 給与・賞与・各種手当、退職金（退職一時金・退職年金）の引当金、法定福利費（社会保険料や労働保険料会社負担分）、福利厚生費（慶弔金や社員旅行費などの法律が規定していないもの）、現物支給による通勤定期券、社宅などの費用

人件費率は、低ければ低いほど良いというわけではありません。人件費率が低すぎるということは、職員への還元を十分に行えていない可能性があります。人件費率が低いことにより、職員のモチベーションが下がる・人手不足になる（職員が辞める）・経営悪化の悪循環に陥るなどの状況が起こる可能性があります。訪問看護事業所は、サービス業であり、60％以上の人件費率となるのが普通で、80％にもなっている訪問看護事業所も珍しくありません。人件費率を細かく見ることで、職員の内、正社員・バイトやパートとして何名雇うべきなのか、業務内で外注を使うことができるか、職員の給料を上げられるか・下げるべきか、職員の増減をどうするか、設備を新しくするべきか（PCが古くなり作業効率が低下しているなど）など経営上で悩む時の判断として役立てることができます。

表1　人件費の占める割合（n=952）

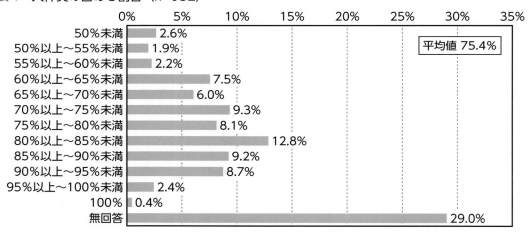

出典：平成24年度老人保健事業推進費等補助金老人保健健康増進等事業　訪問看護の基盤強化に関する調査研究事業
（三菱UFJリサーチ＆コンサルティング）

南区医師会訪問看護ステーション

管理者　髙砂裕子

• Column •
経営状況はスタッフに知らせるべき？

　開設間もない時期の訪問看護ステーションの経営は、運営できるぎりぎりの訪問看護師数で訪問せざるを得ず、また、まだ訪問回数も十分にない上に、その報酬も 2 カ月後からしか支払われないことは、この本の随所で述べられているとおりです。ステーション経営が安定するためには訪問回数が増えることが必須ですが、そこに至るまでにはある程度の期間を要します。

　ステーションの経営は法人が担いますが、収支状況は、管理者、そしてスタッフも知ることが大事です。なぜならば、自分たちが理念として掲げている訪問看護を継続していくためには、収支バランスを良好にし、早い段階で経営を安定することが必要だからです。

　開設当初は、収入も十分ではありません。そこで、スタッフと一緒に予算書から作成してみると、理念だけでなく経営という現実を実感してもらう機会となります。経営を踏まえた訪問看護実践の重要性、スタッフとしての訪問看護師に求められる役割を理解できるとともに、経営基盤を充実させることが、理想の訪問看護の推進という自己実現にもつながることがわかってもらえるはずです。事業の安定化や、あるいは経営方針として大規模化を目指す場合などは、収支状況をオープンにすることにより、経営上の課題などをスタッフと一緒に考えることができ、それは、スタッフの経営に参画しているという意識にもつながります。

　訪問看護事業は、常に収入が安定しているとは言えません。重症者が多く、一時的に訪問回数が増えたとしても、入院等により急激に訪問回数が減り収入減になることもあります。また、ステーションの規模が大きくなれば、新たなスタッフが入職します。新人が入れば、経営に対する意識の共有も必要となります。

　労働条件、特に給与は入職を決める大事な要素です。病院に勤務する看護師は、看護業務として自分の対価を知らないのが普通です。しかし、訪問看護は 1 回訪問することにより報酬がいくらかということが明確であり、看護師一人ひとりが、自分はどれだけ経営に貢献しているのかを知ることもできます。参画意識が高いスタッフは、訪問件数が少なく時間に余裕があるならば自ら営業に行き、自分たちが提供できる訪問看護をアピールして、訪問依頼を獲得してくれることもあります。

　ステーションの収支状況を全員が把握することは、経営に関する連帯感を生むことができます。組織としても理念に基づいた運営を一体的に行うことができ、ステーション全体の質の高さにもつながります。自分たちの理想とする訪問看護を提供するためにも、管理者だけではなく、スタッフ全員が収支状況を把握し、経営について考える環境を作りましょう。

訪問看護ステーションけせら
統括所長　阿部智子

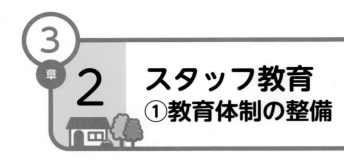

スタッフ教育
①教育体制の整備

法制度・仕組みの**必須知識**
スタッフへの教育は雇用主の義務

　スタッフに適切な教育を受けさせることは、雇用主の義務です。看護師等の人材確保の促進に関する法律第5条には「病院等の開設者等は、病院等に勤務する看護師等が適切な処遇の下で、その専門知識と技能を向上させ（中略）新たに業務に従事する看護師等に対する臨床研修その他の研修の実施、看護師等が自ら研修を受ける機会を確保できるようにするために必要な配慮その他の措置を講ずるよう努めなければならない」とあり、努力義務とされています。

　「病院等の開設者等」には、当然、訪問看護事業所の設置者も含まれると考えます。また、このような教育訓練を男女で差別すると男女雇用機会均等法（6条）違反となり、通常労働者と同視すべきパートタイム労働者を差別した場合にはパートタイム労働法（9条）違反、派遣労働者を差別した場合も派遣法の違反となります。

訪問看護におけるスタッフ教育の意義

　訪問看護サービスは看護師が生み出す看護そのものが商品であり、むしろそれ以外にサービスの価値を決めるものがありません。施設であれば、ケア以外に建物や食事等もサービスの価値を左右しますが、訪問看護ではそれがありません。ですから運営者は、看護師が質の良いサービスを生み出せるように環境を整えるとともに教育を継続し、最高のサービスを生み出せるようにする必要があります。

訪問看護に従事する看護師の理解

　教育を行うには、対象の特性、ニーズを知る必要があります。日本では、看護師免許を持つ者はすべて訪問看護師になれます。しかし、すべての看護師が入職後すぐに訪問看護を行うことは難しいのです。現在、大半の看護師が病院等の施設で就業しており、看護基礎教育も病院での看護をベースに行われることが多いです。ですので、看護師の多くは訪問看護に従事した際には戸惑いが多いと言われています。戸惑いや困難について、十分に教育とサポートをしないと離職につながります。

押さえておきたい**ポイント**

訪問看護に求められる能力を高めるには

　訪問看護で、特に求められる能力を以下に示します。こうした能力を、常に磨くことが求められます。

①常に医療者が対象のそばにいない状態で生活や治療が継続できるようにケアを組み立てる力

　病院と違い、在宅療養者の周囲には常に医療者がいるわけではありませんので、看護師は必要最小限かつ安全な治療や療養プランを組み立てて、本人・家族・支援者が困らないように調整する能力が求められます。さらに、短い入院期間と違い、在宅療養生活は長くなる可能性もありますので、継続可能なプランが求められます。

②対象者とその家族のセルフケア能力を向上させる力

　在宅療養で最も重要なのは、本人や家族全体のセルフケア能力です。支援する看護師は、対象者が自信と意欲を持てるように調整・支援する力が必要です。

③対象者の持つ価値観や信念を最優先にケアを組み立てる力

　訪問看護では、医療者としての判断だけでケアをしません。対象者が持つ価値観や信念をよく理解し、ケアを組み立てます。対象者の言いなりになるのではなく、なぜそう考えるのか、信念や価値観にも触れていくコミュニケーションスキルも重要になります。

④多職種のケアチームメンバーが気持ちよく力を発揮できるようにする運営力

　前述したように対象者を支援するのは医療者だけでなく、本人・家族、さらに介護福祉職や近隣住民など多様です。多職種が療養者のためにチームを組んで支援をしています。看護師はチームのメンバーが気持ちよくいきいきと力を発揮できるように、それぞれの思いを尊重したチーム運営をする必要があります。

⑤病状や状況に応じた長期的な未来予測と短期的な未来予測をする力

　今現在、対象者が抱える看護問題だけでなく、対象者の人生、その家族の人生を見据えた長期的な予測をして、その課題解決について一緒に考えていく必要があります。このような能力は病院等の施設看護と違い、訪問看護では特に重要な能力になります。また、これらの能力は新人からベテランまでそれぞれ力を磨き続けるもので、教育訓練を継続していく必要があります。

教育の体制作り

　入職した看護師が感じる教育ニーズは、入職後に感じる困難として語られることがあります。訪問看護師になった看護師の困難感の研究はいくつかありますが、以下のような困難があるようです。

・介護保険や医療保険の制度の理解が難しい。

・一人で訪問することの責任が大きい、ケアを一人で行う大変さがある。

・家族全体への支援をすることが難しい。

　このような困難については、知識・技術・態度の教育的支援が必要です。もちろん、入職した看護師自身が持つ教育ニーズも重要です。その看護師自身が、例えば緩和ケアを極めたいと考えていたり、管理能力を高めたいと思っていたりするならば、個々人に合ったキャリアプランが求められます。

図 3-2-1　研修体制における組織例

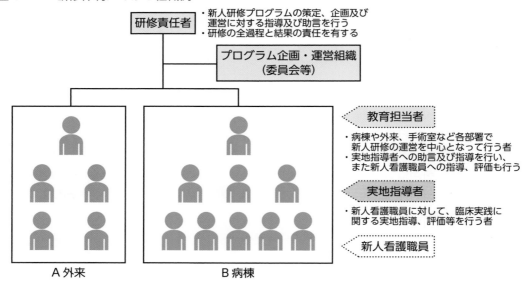

出典：厚生労働省. 新人看護職員研修ガイドライン（改訂版）. 2014.

　図 3-2-1 は、厚生労働省から発表されている「新人看護職員研修ガイドライン」に例示された体制です。スタッフをどのように教育するのか、プログラムを作成し、運営する責任者、実際に学びをサポートする教育担当者や実施指導者が階層的に体制に組み込まれています。

　一方で、訪問看護事業所は小規模事業所が多く、こうした体制を作ることは困難かもしれません。明確にすべきは、「誰が何をするか」です。計画を立てる人、実施する人、途中経過を含めて評価する人は誰か、一人で行うのが効率的か、一人だと負担が大きすぎないかを考えましょう。続いて、いつ、何回くらい教育機会を設けるかを考えて計画を立てましょう。

教育係に対するサポートも考慮する

　また、教育に関わる看護師も、支援を受ける必要があります。看護師が看護師を教育することは看護師自身の成長につながりますが、経験が最大限に生かされるようにサポートしていく必要があります。管理者や特定の看護師だけに教育を任せきりにならないような体制を考えていきましょう。育成される人、育成支援をする人、双方がやりがいを感じながら仕事ができるようにしていきましょう。表 3-2-1 に、育成のための組織体制の例を示します。

表 3-2-1　新人看護職員を支える組織体制の例

名称	定義	適用
プリセプターシップ	新人看護職員 1 人に対して決められた経験のある先輩看護職員（プリセプター）がマンツーマン（同じ勤務を一緒に行う）で、ある一定期間新人研修を担当する方法。この方法の理念は、新人のペースに合わせて（self-paced）、新人自らが主体に学習する（self-directed）よう、プリセプターが関わることである。	新人看護職員が臨床現場に出てすぐなど、ごく初期の段階で用いるのが効果的である。プリセプターは自分の担当する患者の看護ケアを、担当の新人看護職員（プリセプティー）とともに提供しながら、仕事を通してアセスメント、看護技術、対人関係、医療や看護サービスを提供する仕組み、看護職としての自己管理、就業諸規則など、広範囲にわたって手本を示す。
チューターシップ（エルダー制）	各新人看護職員に決まった相談相手（チューター）を配置し、仕事の仕方、学習方法、悩みごとなどの精神面、生活など広範囲にわたり相談や支援を行う。	決められた相談相手がいることは新人看護職員にとって心強いとの評価であり、新人看護職員研修期間を通じてチューターを配置することが望ましい。この方法では、日々の業務における実践的指導ができないため、新人と先輩がペアで患者を受け持つ方法とを組み合わせることが多い。
メンターシップ	メンターは、新人看護職員を援助し、味方となり、指導し、助言し、相談にのる役割である。通常、直接的な実地指導者として関わることはなく、支援者的役割を果たす。	メンターは中長期的なキャリア支援、動機付け、よき理解者として関わりながら、人間的な成長を支援する役割であるので、新人看護職員研修後期以降の支援者としてふさわしい。
チーム支援型	特定の指導係を置くのではなく、チームで新人看護職員を教育・支援する方法。	新人看護職員 1 人に 1 人の指導者をつけず、チームに参画しながら新人を教育・支援する。チーム内でそれぞれのメンバーが得意分野を指導するように役割の分担がなされている。

出典：厚生労働省. 新人看護職員研修ガイドライン（改訂版）. 2014.

育成に関わる助成金等

　スタッフ教育にはお金も時間もかかりますが、サービスの質を保証するために必要なものです。小規模事業所でも十分に教育がされるように、さまざまな助成金制度があります。一部を紹介します。

新人看護職員研修補助事業

　ガイドラインに沿った研修を実施することへの補助事業です。各都道府県が窓口です。また、訪問看護推進事業として、新任者への教育研修に補助金が用意されていることがあります。各都道府県により内容が異なるため、確認してみましょう。

■引用参考文献
厚生労働省. 新人看護職員研修ガイドライン（改訂版）. 2014.

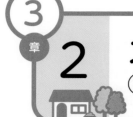

スタッフ教育
②計画的な育成と評価

法制度・仕組みの必須知識
運営者の希望と個々人の目標をすり合わせる

教育訓練の種類

　職務に必要な教育と個人のキャリアアップには、必要な訓練があります。訪問看護師として必要な知識・技術・態度を学ぶ必要もありますし、長い看護師人生のなかでキャリアアップできるような学びも必要です。

目標の明確化

　運営者として、スタッフに「こうなってほしい」という希望があり、目標があると思います。一方で、スタッフそれぞれの「こうなりたい」という目標もあります。双方の目標をすり合わせて目標を明確にして、個々の教育計画を立てましょう。計画は目標、内容、実施時間、評価方法、フィードバック等の回数や時間を考えます。

教育の方法

　大きく分けて、実際の現場で学ぶ On the Job Training（OJT）と、現場を離れて学ぶ Off-the Job Training（off-JT）があります。内容により組み合わせて行うと効果的です。

　訪問看護の OJT は、訪問看護師として必要な知識・技術・態度を学ぶために同行訪問という手段を用いることが多いです。

OJT：先輩看護師の訪問に同行して、訪問看護の実際を学びます。重要なのは何を目標にするか（毎回目標が違ってもよい）、何を見て何を学んだかの振り返り、次回、何を目標にするかの計画です。次項で述べるように、同行訪問しただけでは学ぶことができない場合があります。

Off-JT：職場内勉強会や事例検討、集合研修、e- ラーニング等です。何のために行うものなのか、目標を明確にしないと学習効果は評価できません。訪問看護師になったばかりの看護師には戸惑いや困難感があるため、全国の都道府県看護協会等で訪問看護師養成講習会が行われています。期間は 1 週間程度（e- ラーニングとの組み合わせ）〜30 日間とさまざまです。また、日本看護協会、全国訪問看護事業協会、日本訪問看護財団でも訪問看護新任者向けの基礎研修が多数用意されています。

　しかしながら、訪問看護事業所は慢性的な人材不足に陥っている場合があり、長期間の研修をスタッフに受講させることが困難なことがあります。そのため e- ラーニングを活用することも多いです。訪問看護師養成講習会と組み合わせる e- ラーニングは、20 時間で構成されており、日本訪問看護財団が作成管理をしていて、e- ラーニングだけの受講は日本訪問看護財団のホームページから申し込みができます。受講申し込みを受け付けていない期間もありますので注意が必要です。

研修を通じて理念を浸透させる

　管理者としては、自ステーションのスタッフに知識・技術・態度を身につけてもらうとともに、「なぜ訪問看護を行っているか」という個々の事業所の価値観でもある、経営理念・事業理念をスタッフの間に浸透させたいと思うことでしょう。理念を浸透させるには、事業所内への掲示や朝礼、会議などでの確認のほか、新人研修や事業所内での研修で学ぶことも効果的です。理念を共有することで、事業所全体が同じ方向を向いてケアを行うことができます。

キャリアアップ支援

　看護師は専門職として常に自己研鑽を積むことが、国際看護師協会並びに日本看護協会の倫理綱領に記されています。自己研鑽への意欲は高い職種と言えるでしょう。看護師のキャリア開発支援には、さまざまな研修が行われています。それぞれの看護師が目指したい姿に応じて、キャリアアップできるように支援が必要です。以下に、看護師のキャリアアップのための主な研修を示します。

日本看護協会認定資格

名称	要件・特徴
専門看護師	一定の経験を有したものが日本看護協会と日本看護系大学協議会が認定する大学院を修了（2年以上）し認定試験を受ける。13分野ある。
認定看護師	一定の経験を有したものが日本看護協会が認定する6カ月以上の研修を修了し、認定試験を受ける。2020年以降、特定行為研修を含む新たな認定看護師教育が開始されている。それに伴い21分野から19分野となる。
認定看護管理者	日本看護協会が認定する研修（レベル1-3まで）もしくは大学院で看護管理学の単位を取得し修了後、認定審査を受ける。2022年以降、3年以上の師長相当の看護管理の経験が求められる。
新たな認定看護師	一定の経験を有したものが日本看護協会が認定する6カ月以上の研修を修了し、認定試験を受ける。19分野（2021年から）ある。特定行為研修を含むため、特定行為については厚生労働省に研修終了者として登録。

厚生労働省認定研修

特定行為研修	厚生労働省が認定した研修を受講すると研修修了者として登録され、特定行為を行うことができる。

　そのほかにも、各学会等の認定資格があります。スタッフそれぞれのキャリアアッププランの参考にしてみてください。また、職場としてどのような支援が可能かを検討してください。

■引用参考文献
東京都福祉保健局. 訪問看護OJTマニュアル. 2015.

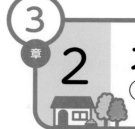

スタッフ教育
③モチベーションの維持・向上

法制度・仕組みの必須知識

適切な支援がモチベーションをアップさせる

育成者としての基礎知識

　どんなに計画した教育がなされても、適切な教育的支援がなければモチベーションは維持できず、離職につながります。訪問看護師のキャリアアップを支援する人は、経営者・管理者だけではありません。すべてのスタッフが知っていると役立つ知識を簡単に挙げます。

OJT と同行訪問

　OJT とは、先述のとおり On the job training（p146）のことで、実際の仕事現場において、業務を通して行う教育訓練のことです。座学など現場を離れて行う off-JT（p146）と組み合わせて学びます。

　訪問看護は同行訪問がメインになるでしょう。しかし、同行訪問での学びに難しさを感じていませんか？　同行訪問で学んでほしいことを学んでもらうのは、案外難しいことです。難しさとしては、①疾患の重症度は訪問看護の難しさではないので事例を選ぶのが難しい、②決まったことができるのがゴールではないので同行訪問の目標が立てにくい、③スタッフ間で育成の状況や今日の目標を共有する機会が少ない、④多面的なケアを簡潔に伝えることが難しい、⑤同行後の的確な振り返りを実施すること、また、その技術をもつことが難しい、ことが挙げられます。

　その事業所ごとに利用者像も異なりますので、目指す目標も変わると思います。例えば 1 年後にどのような看護師になってほしいのか、6 カ月後にはどうなってほしいのかを考え、その目標に沿って、OJT と Off-JT を計画します。

成人学習の特徴を生かした OJT

　訪問看護師の育成者に必要な考え方の 1 つが、成人学習です。新卒であれ既卒であれ、訪問看護事業所に就職してくる看護師はみな成人です。成人は、子供とは違う学習の特徴を持っています（表 3-2-3）。子供の時に学校で学ぶようにしてもうまくいきません。

表 3-2-3 　成人学習者の特徴

成人学習者の特徴を生かしたOJT	①学習者は自己決定的なので受動的な学習は好まない 子供のように決められた学習をするよりも自分でしたい事を学びます。学習者が主体になる積極的な学びが有効です。
	②経験が学習資源になるので経験に結び付けた学習が有効 新任者はさまざまなことを経験するでしょう。1つの経験から学びがたくさんある人もいれば、せっかくの経験が学びにつながらないこともあります。
	③社会的役割の発達課題があるときに学ぶ意欲が高まる 「この人に訪問看護師として看護を提供する」といったミッションがあると意欲が出ます。そのため、具体的に訪問するケースがわかったほうがやる気になります。
	④学習の目的は課題解決できることなので、実践的に学びたい 例えば、制度など実践から離れているように感じられる事柄を学ぶのは得意ではありません。「○○さんは経済的に困っているけど、どんな制度が利用できて、自分がどんな知識があると支援できるか」など実際の課題解決につながる学びが得意です。

経験学習を促進する

　人は経験から学びます。しかし同じ経験をしても学びが少ない人もいます。組織行動学者のコルブは、経験を省察し概念化することで学習するという経験学習サイクル理論を提唱しました（図3-2-3）。

　同行訪問や単独訪問をしても、経験するだけでは学習は本人任せになってしまい、学習者のセンスに任せることになってしまいます。省察[※1]や概念化の際には、経験値をすでにたくさん持っている看護師との振り返りが重要です。

　方法は面談でもよいでしょうし、事例検討でもよいでしょうし、振り返りノートのやり取りでもよいでしょう。一番残念なのはせっかくの経験が活かされないことです。例えば、新任者が利用者の異変に気付きながらも報告相談をするタイミングを逸したとします。ある新任者は「今後どうな

図 3-2-3 　コルブの経験学習サイクル理論

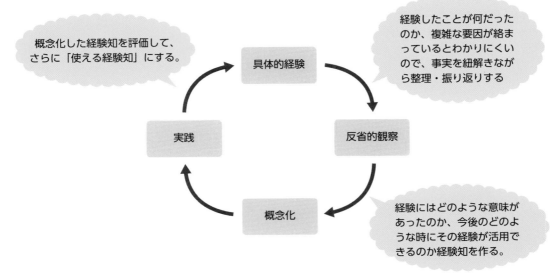

赤尾勝己．新しい生涯学習概論．ミネルヴァ書房．2012，9．を参考に筆者作成

149

るか予測して、このような状況にあるケースではこのタイミングで相談すべきだった」と学ぶかもしれませんが、ある新任者は「怒られたので、怒られないように先輩の顔色を見て報告しよう」と学んでしまうかもしれません。経験したことが何だったのか、複雑な要因が絡まっているとわかりにくいので、事実を紐解きながら整理します。それからその経験はどのような意味があったのか、今後のどのような時にその経験が活用できるのか、声をかけて経験を学びにつなげましょう。また、教え上手な人は、改善点ばかりでなく、よかった点についてもフィードバックしていると経営学者の松尾（2011）は述べています。よかった点についても、しっかり気づけるスキルが必要です。

※1　省察とは、自分の行った行為を振り返って意味づけすること。リフレクションとも呼ばれる。

上手なフィードバック

　育成者として、フィードバックは欠かせません。タイムリーで、具体的で、ポジティブなフィードバックはやる気を生みます。さらに意識したいのは、先輩看護師が自分の意見・考えを伝えるよりも、新任者本人がどのようなことに注意を払っているか、見たことをどのように理解しているか（気づいているか）聞くことです。新任者が、見てないのか、または見たけど表現できないだけなのか見極めます。さらに新任者が知っていること・見たこと・考えたことを意味付けていく手伝いをします。特に、新卒者は実際に見たことと勉強や経験とが結びつかないことはよくあります。新任者が自分が見たこと・考えたことを表現できることは、臨床判断を明確化することにつながります。

　また、ポジティブなフィードバックというと、ほめたり励ましたりすればよいと思う人もいるかもしれませんが、具体的でない賞賛や励ましは有効なフィードバックではありません。言われた人が何を学べばよいかわからないからです。もちろん悪口や強要、命令することもよいフィードバックではありません。「看護師としてどうかと思う」「もうちょっとどうにかしたら」といった人格を否定するような発言や、あいまいで何をしたらよいのかわからないフィードバックは避けましょう。

■引用参考文献
松尾睦. 職場が生きる人が育つ「経験学習」入門. ダイヤモンド社, 2011, 224p.
赤尾勝己. 新しい生涯学習概論—後期近代社会に生きる私たちの学び. ミネルヴァ書房, 2012, 276p.

• Column •
スタッフのパフォーマンスをどう評価するか

日々の看護実践の中で、スタッフの頑張り、成長を評価することは、訪問看護師の育成と人材定着の意味で非常に大切なことです。訪問看護ステーション経営において一番大きなウエイトを占める要素は人材であり、働くスタッフがいてこそ、質の高いケアが提供でき、訪問看護事業が成立します。つまり、訪問看護ステーションにとって財産・宝となるスタッフが、モチベーションを維持・向上させ、「働きがい」を感じながら働き続けていけるよう、適切かつ効果的な評価をしていくことが重要となります。

「働きがい」とは、《仕事のやりがい》と《働きやすさ》が揃っている状況を指します。

《仕事のやりがい》は、困難を感じることでも「やってみよう（高いモチベーション）」と前に進むなかで得る達成感や、他者からの承認を通して感じる自己の成長や満足感で、内的報酬（やりがいなど、仕事そのものから生まれる報酬）とも言われます。

また《働きやすさ》とは、安心・快適に働き続けるための労働条件で、外的報酬（給与や昇格昇進、環境改善など外から与えられる報酬）とも言われます。

アメリカの心理学者であるハーズバーグは、スタッフのモチベーションマネジメントについて二要因理論のなかで、上記の内的報酬を「動機付け要因」、外的報酬を「衛生要因」とし、双方を満たしていくことが必要としています。スタッフのパフォーマンスを評価する際には、この2つの要因を評価していくことが求められます（表1）。 特に動機付け要因については、日々の実践の中で承認していくことが、とても大切になります。衛生要因に関しては、人事考課を行いながら昇給、昇格、賞与額等で評価します。

職種にかかわらずスタッフの自己評価は以外と低いものです。個々のスタッフが自己肯定感を高めて生き生きとケアにあたり、新しいことに挑戦していくようなモチベーションを維持するために、日々の承認を積みかさねながら評価していくとよいでしょう。

表1 動機付け要因と衛生要因に関する評価

動機付け要因（内的報酬）	・標管理面接で検討した目標に対して、定期的に振り返り、評価する。 ・日々の看護実践を通じて、報告や申し送り、カンファレンス等の機会を利用して、頑張ったこと、実践したこと、出来ている事、また今後の課題などを、管理者と一緒に振り返ながら承認する。またリフレクションを通じて承認していくこともよい。 ・スタッフ同士が互いに尊敬と感謝の心を持ち、日頃から「ありがとう」、「助かった」、「流石だね」など、互いを認め合う（承認する）職場風土を構築していく。 ・サンクスカードを活用しての承認
衛生要因（外的報酬）	・給与や昇給、賞与、昇格のための人事考課 ・人事考課表を作成し、平等・公正に評価し、フィードバックする ・評価結果に沿って、等級表を使って、賞与や昇給額、昇格を決定する ・机や書庫、ICTなどの勤務環境の改善 ・福利厚生の充実

株式会社ケアーズ
東久留米白十字訪問看護ステーション
所長　中島朋子

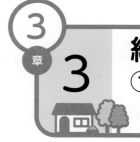

経理の知識を身につける ①訪問看護ステーションの会計基準と 会計処理

3章 3

法制度・仕組みの必須知識
設立主体別に求められる会計基準等に準拠する

　訪問看護ステーションの設立は法人格であることが要件とされていますが、医療機関などと異なり、営利法人（株式会社等）での設立が認められています。そのため、会計基準においても設立法人ごとに求められる会計基準に準拠する必要があります。具体的には医療法人であれば医療法人会計基準、社会福祉法人であれば社会福祉法人会計基準に基づき会計処理を行うこととなります。

　一方で、設立主体が株式会社であれば、一般に公正妥当と認められる会計基準に準拠して作成することとなり、一般の株式会社と同様の会計処理となります。

表 3-3-1　毎月の会計処理に必要な資料（一例）

Ⅰ．請求に関連する資料
1．訪問看護療養費請求書（社会保険診療報酬支払基金）
2．訪問看護療養費総括請求書（国保・後期高齢）
3．介護給付費請求書（介護保険）
4．利用者自己負担金請求一覧

Ⅱ．入金に関する資料
5．当座振込通知書　（社会保険診療報酬支払基金―A4サイズ）
6．国保決定通知　　（国保・後期高齢―葉書サイズ）
7．介護給付費等支払決定額通知書（国民健康保険団体連合会―A4サイズ）
8．利用者自己負担金（銀行振替分）
9．利用者自己負担（現金徴収分）

Ⅲ．その他
10．法人通帳のコピー（入出金内容の根拠となる明細等を添付）
11．現金出納帳（入出金内容の根拠となる明細等を添付）
12．給与明細一覧表
13．設備投資等に関する見積書・契約書

> 押さえておきたい**ポイント**

毎月の会計処理のために必要な資料を用意する

　会計処理は法人の経営活動を記録する方法であり、経営状況を把握したり法定資料としての決算書や税務申告書を作成したりするために必要となる手続きです。

　会計処理は、その根拠となる資料等に基づき一定のルールで帳簿（会計ソフト等）に記録します（帳簿に取引を記録することを仕訳〔しわけ〕と呼びます）。そのため、会計処理を行うためにはその根拠となる資料準備が大変重要となります。訪問看護ステーションの会計処理において特に必要となる資料は、請求（売上）関係、入出金関係（通帳、現金）、給与明細ですが、さらに具体的な資料としては例示の通りです（表 3-3-1）。これらの資料は、会計処理を自法人（事務職員）で行う場合も顧問税理士に依頼する場合のいずれでも根拠資料として用意する必要があるため、ルーチンとして毎月の業務に組み込むことをおすすめします。

　毎月のデータを元に、会計事務所等で当該月の経営成績や財政状況をまとめた資料（月次残高試算表）が作成されます。さらに毎月の会計処理を一年間行い、最後に決算会計処理を行うことで決算報告書（いわゆる決算書）が完成します。決算書は自法人の経営成績等を表しているため、法人税等の税務申告書作成の基礎資料や銀行等への融資審査の根拠資料として活用されます。

できることは自分で行う－現金出納帳を作成しよう－

　会計処理とは、主にお金に関する取引を記録します。規模にもよりますが、経営者の中には資料やレシート類をすべて段ボールに入れて会計事務所に丸投げをしている方もいます。売上計上などの難しい会計処理などは別にしても、現金出納帳だけは作成することをおすすめしています。

　現金出納帳とは、収入や支出など日々の現金の増減を記録することで、現金の管理を行う帳簿です。現金出納帳は、会計ソフト以外にもエクセル等の表計算ソフトや一般的なノートに手書きで記入して管理することも可能です。具体的な作成方法については税理士等に確認してください。図 3-3-1 は弊所の現金出納帳のひな型です。見ればイメージが湧くのではないでしょうか。

図 3-3-1　現金出納帳の例

月	日	勘定科目 科目名	摘　要	収入金額	支出金額	差引残高
1	1	前月繰越				50,000
1	4	車両費	訪問車両　ガソリン代		6,028	43,972
1	10	消耗品費	○○商会　ゴミ袋		261	43,711
1	15	旅費交通費	△△訪問　駐車場代		2,340	41,371
1	20	事務用品費	□□書店　記録用ノート		739	40,632
1	23	広告宣伝費	××社　パンフレット制作		31,680	8,952
1	21	普通預金	預金引出	50,000		58,952

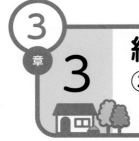

経理の知識を身につける
②訪問看護ステーションの会計処理の特徴

● 法制度・仕組みの **必須知識** ●

会計処理で重要となる「事業未収金」

　訪問看護ステーションの会計基準は前述の通り法人格によってさまざまですが、事業未収金（売掛金）の管理が重要であるという点は共通しています。訪問看護ステーションの会計処理が他の一般業種と比較して特徴的であり難しいのは、この事業未収金の管理です。そのため、ここでは事業未収金の解説とその会計処理、管理方法について解説します。

※イメージしやすいよう入金日を月末としている。
※請求額と入金額の差異が生じた場合は原因（返戻・保留等）を検討する。
　差異による事業未収金残高への影響額については反対仕訳等により対応する。

図 3-3-2　保険請求と入金額のタイムラグにより、
　　　　　事業未収金が必ず発生する

	10月	11月	12月	1月	2月
売上確定日（訪問サービス提供）	10/31	11/30	12/31	1/31	2/28
上記保険請求日（売上額の確定）	11/10	12/10	1/10	2/10	3/10
請求額の入金日	12/31	1/31	2/28	未入金	未入金

2月末日時点の事業
未収金残高となる

（例）
・12月の売上確定日：12月1日〜31日までの間に利用者へ提供した訪問看護サービス。
・保険請求日：12月の売上金額が確定（計算終了）するのはレセプト請求締切日である翌1月10日。
・請求額の入金日：12月の売上金額が実際に入金されるのはレセプト請求の翌月（売上確定日の翌々月）である2月28日。
・そのため、請求額と入金額との間に常に約2カ月のタイムラグが発生する。この金額管理は経営上（資金繰り上）重要である。

押さえておきたい**ポイント**

事業未収金管理が重要な理由
－資金収支への影響が大きい－

　医療・介護事業は、保険請求等の報酬制度に基づく報酬額が大半を占めます。そして、この保険請求は毎月月末に実績を集計し、翌月10日までにレセプトとして保険者へ請求します。さらに、その請求に基づく入金は、翌月下旬にならなければ入金されないという仕組みになっています。保険請求以外にも、利用者の自己負担金を個々人へ請求しますが、この入金サイクルも保険請求と同じタイミングにしている事業所が多いかと思います。

　そうすると、例えば1月の売上高が確定するのは2月10日であり、それが実際に入金されるのは3月下旬となります。同様に、2月の売上高が確定するのは3月10日であり、それが実際に入金されるのは4月下旬となります。つまり、2月末時点においては1月分の売上高と2月分の売上高の、2カ月分が入金されていない状況となります（図3-3-2）。

　このように、サービス提供が完了しており売上高として認識しているにも関わらず、未入金である金額を事業未収金（債権）といいます。事業未収金は一般的に2カ月分の売上高の合計額になります。

　しかし、事業未収金管理をしっかりと行っていなければ、「いつ、いくら入金されるのか」「現時点での事業未収金額はいくらあるのか」「請求した通りの金額が入金されているのか」といったことが把握できなくなってしまいます。これは、法人の資金繰りが悪化してしまう要因にもなりかねません。

　請求して終わりではなく、実際に請求額と同額が入金されたのか、請求額と入金額との間に差異がある場合はその原因は何か、事業未収金残高として会計処理に反映されているか等についても確認していく必要があるでしょう。もっとも、会計上の事業未収金残高の管理を税理士に依頼している場合には、税理士に管理状況を確認すれば事足ります。また、事業未収金残高の適正性は税務調査でも必ず確認される事項であるため、そのような面からも正確な把握が要求されるといえます。

3

経理の知識を身につける
③資金繰りと損益計算書の関係

● 法制度・仕組みの **必須知識** ●

収支計画表と損益計算書の違い

　「2章 3-4 事業計画書（創業計画書）の作成」（p67）で解説した収支計画表は、実際の入金額と支出額を想定して資金繰りを検討する計算書類でした。そのため、毎月の収支がプラスであれば資金に余裕があり、マイナスであれば資金が足りなくなるおそれがあることが理解できます。しかし、収支計画書は法人税等の税金計算において用いることはできません。理由は会計処理などの明確なルールがないためです。そのため、法人税などの税金計算や創業後の融資審査などでは、損益計算書等の明確な会計基準（ルール）に基づいて作成された計算書類が用いられます。

　損益計算書とは、決算書に含まれる計算書類の1つで一定期間（多くは1年間）における経営成績を表しています。基本的な計算内容としては、売上高等の収益から人件費等の費用を差し引いて利益を計算しています。

　損益計算書が優れている点としては、明確な会計基準を用いて計算しているため税金計算の根拠がわかったり、誰が見ても同じ指標で経営状況を判断できたりするという点があげられます。銀行融資の場面においては、一期でも決算期を終えた法人は必ず決算書の提出を求められますが、資金繰りに問題がないと判断されれば資金繰表等の提出（作成）は求められません。

　では、資金繰りと損益計算書は何が異なっているのでしょうか。もっとも大きな違いは「認識時点」にあります。これを1月の介護保険請求を例に考えたいと思います。

押さえておきたい **ポイント**

介護保険請求を例に考える

　介護保険請求は、1月分のサービス提供金額を、翌月の2月10日までに保険者へ請求します。そしてその金額は、サービスを提供した翌々月である3月の下旬頃、入金されます。

　この場合、資金繰りにおける収入は、実際に入金のあった3月に計上されます。一方で、損益計算書においてはサービス提供が完了した1月に売上があったと考えます。

　もう1つ例を出して考えたいと思います。今度は支出と費用についてです。1月に購入・使用した商品の請求書（1月31日付）が2月に届いたので、2月中に支払ったとします。この場合、資金繰り上では支出は実際に支払いのあった2月に計上しますが、損益計算書においては実際に請求（支払義務）が発生した1月に費用として認識します。

　このように、実際の入出金時期に基づく資金繰りと、売上の実現や費用の発生という認識に基づく損益計算書では考え方が異なるため、結果として計算結果にも差異が生じることとなります（図3-3-3A）。

損益計算書がもたらす黒字倒産のリスク

　損益計算書には黒字倒産というリスクが潜んでいます。黒字倒産とは、損益計算書において売上高等の収益から費用を差し引いた結果、利益（黒字）が計上されたにも関わらず、実際には資金が足らず支払ができなくなってしまい倒産してしまうことです。

　訪問看護ステーションにおいて、黒字倒産のリスクがあるとすれば、売上高と人件費の関係が大きく影響してきます。売上高の計上時期は前述の通りサービス提供月ですが、実際の入金時期は、約2カ月遅れていることによる影響がもっとも大きいと考えられます。

　ここで簡易的なモデルケースで考えてみたいと思います（図3-3-3B）。

前提条件

・便宜上、損益計算書を1月単位で区切って検討する
・図中の事項以外はないものとする。実際には、収益・費用項目とも多岐に渡るがイメージをつかんでいただくことを最優先して割愛している。

図3-3-3A　資金繰りと損益計算書の関係

〔資金繰り〕

収入額	100
支出額	80
資金収支	20

〔損益計算書〕

売上高	120
費用	85
利益	35

↔　　差額　15

差額の原因（例）

売上高（収入額）の認識時点の差異	20
当期発生、翌期支払の経費による差異	5
資金収支と損益計算書の差異	15

図 3-3-3B　損益計算書と実際の入出金の差違

損益計算書（1月分）

		単位：千円
収益	（売上高）	2,430
費用	（人件費）	1,200
利益	（差引）	1,230

※結果は 1,230 千円の黒字だった

→

資金繰り（実際の入出金）

2月	3月
人件費	売上高
1,200	2,430
2月25日支払	3月25日入金

※支払の方が1カ月早いため、その分の資金を見越して確保しておく必要がある

売上高データ

・1月売上高 2,430 千円（訪問件数 270 件×単価 9,000 円）
・1月売上高の入金日：3月 25 日

人件費データ

・訪問看護師 3 名
・給与：1月 31 日締め、2月 25 日払い（月末締め翌 25 日払い）
・月額給与 400 千円× 3 名＝ 1,200 千円

　このケースの場合、1月の損益計算書の売上高は 2,430 千円ですが、実際の入金は 3月 25 日です。売上高獲得に貢献した費用（給与）1,200 千円も、損益計算書では 1月に計上され、結果として、1月は収益（売上高）から費用（給与）を差し引いた利益額（黒字額）は 1,230 千円でした。

　この結果を見て、黒字経営なので問題ないと思ったら危険です。経営成績は黒字という結果であっても、実際の資金収支においては問題があるかもしれません。それは、1月の売上高が実際に入金されるのは 3月 25 日であるにも関わらず、給与の支払が 2月 25 日と入金よりも 1カ月も早く支払が到来してしまうためです。この問題は事業拡大を検討しているケース等においても頻繁に発生します。

　訪問看護ステーション経営においては保険請求の制度上、損益計算書においては売上高とそれを獲得するために要した人件費は、同じタイミングで計上されますが、実際の入出金においては人件費の方を先に支払う必要があるため、売上高の入金時期を勘案して人件費相当額の資金を確保しておく必要があるのです。

　このように、損益計算書の利益額のみで経営判断することなく、常に資金繰りの状況にも気を配っておくことが重要といえます。

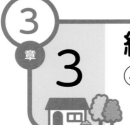

3章 3 経理の知識を身につける ④ ICT の活用 —会計ソフト、給与ソフト

押さえておきたい**ポイント**

会計ソフトの導入は小規模事業所では不要なケースが多い

「会計（経理）ソフトは導入した方がよいのか」と質問されることがあります。結論からいえば、不要であると回答しています。通常、エクセルなどの表計算ソフトで現金出納帳等を作成し、顧問税理士へ提出すれば、あとは顧問税理士側で決算書まで作成してくれます。

会計ソフトによる会計処理（仕訳）には、簿記等の専門知識が必要です。最近では、会計処理を自動で行えるソフトもありますが、その正確性の判断にはやはり最低限の会計知識が必要となります。

会計ソフトを導入するか否かは顧問税理士に相談を

例えば、売上規模が数億円など大きくなれば、経理スタッフを採用し内部での会計処理を検討してもよいかと思います。自法人で毎月の会計処理が完結できれば、顧問税理士などへの外注と比較してタイムリーな資料作成と、それに基づく迅速な経営判断というメリットが得られます。

いずれにしても、会計処理や会計報告については顧問税理士とどう進めていくか話し合い、合意しておくことが重要です。導入の可否についても、そのときに顧問税理士と相談しながら、自法人にとって負担がなくストレスのない方法を検討されることをおすすめします（図 3-3-4）。

給与計算については手続きを一部外注する事業所が多い

給与計算については、給与計算ソフトなどを活用して自法人で計算するケースが多く、スタッフ10 名を超えたあたりから外注（社会保険労務士などに依頼）を検討する法人が多いようです。

一方で、給与計算に関連する業務は健康保険、厚生年金、雇用保険、労働保険の届出等、さまざまな手続きを要します。給与計算ソフトを導入しつつも、例えば労働保険年度更新申告書の作成のみ社会保険労務士に依頼するなど、費用対効果を考えながら、業務の一部を外注している法人も多くあります。

図 3-3-4　会計ソフト・給与計算ソフトなどの導入についての検討

会計、給与計算ソフトの活用（メリット）
・自法人で完結（タイムリーなデータ作成）
・コスト削減（作業負担は増える）

会計業務、給与計算業務の外注（メリット）
・複雑、煩雑な業務からの解放
・税理士や会計士による的確な支援

3 経理の知識を身につける
⑤訪問看護ステーションと税金

● 法制度・仕組みの**必須知識** ●

訪問看護ステーションでの税金の扱いは法人格の影響を受ける

　訪問看護ステーション経営における税金の取り扱いは、前述の会計基準（p152）と同様に法人格などの影響を受けます。そのため、ここでは株式会社を想定した訪問看護ステーションにおける、法人税と消費税の取り扱いについて解説します。

　なお、2021年4月1日から、消費税額を含めた金額を記載する「総額表示」が義務付けされました。パンフレットや利用料の説明書を作成する際に注意が必要です。

　また、2023年10月1日から消費税の適格請求書等保存方式（いわゆるインボイス方式）が導入されます。適切な事業運営のため、制度の変更等の通知に留意しながら、必要な準備を進めていく必要があります。

表 3-3-5　納税義務の免除（抜粋）

　消費税では、その課税期間に係る基準期間における課税売上高が1,000万円以下の事業者は、納税の義務が免除されます（注1）。
　この納税の義務が免除される事業者（以下「免税事業者」といいます。）となるか否かを判定する基準期間における課税売上高とは、個人事業者の場合は原則として前々年の課税売上高のことをいい、法人の場合は原則として前々事業年度の課税売上高のことをいいます。なお、基準期間が1年でない法人の場合は、原則として、1年相当に換算した金額により判定することとされています。具体的には、基準期間中の課税売上高を、基準期間に含まれる事業年度の月数で割った額に12を掛けて計算した金額により判定します。
　課税売上高は、輸出などの免税取引を含め、返品、値引き、割戻しをした対価の返還等の金額を差し引いた額（税抜き）です。
　なお、基準期間において免税事業者であった場合には、その基準期間中の課税売上高には、消費税が含まれていませんから、基準期間における課税売上高を計算するときには税抜きの処理は行いません。
　新たに設立された法人については、設立1期目及び2期目の基準期間はありませんので、原則として納税義務が免除されます。
　しかし、基準期間のない事業年度であってもその事業年度の開始の日における資本金の額又は出資の金額が、1,000万円以上である場合や特定新規設立法人（注2）に該当する場合は、納税義務は免除されません（注2）。

※注などは割愛しているため、下記の出典を参照してください。

出典：国税庁ホームページ
https://www.nta.go.jp/taxes/shiraberu/taxanswer/shohi/6501.htm

押さえておきたい**ポイント**

法人税と消費税の取り扱いを把握する

法人税の取り扱い

　訪問看護事業は、法人税法上、原則として収益事業に該当するため他の事業と同様に利益（所得）に対して税金が発生します（ただし社会福祉法人等一部取扱いに例外あり）[1]。

　すなわち、株式会社で訪問看護ステーションを運営していた場合には、他の事業の会社と同様に利益（課税所得）が発生した場合には法人税がかかります。つまり、一般企業と同様の納税意識が求められていると考えたほうがよいでしょう。そのため、中には節税対策に熱心な経営者の方も散見されますが、過度な節税対策は支出が増えるなどにより手元資金の流出を招くリスクも伴うため、顧問税理士等と慎重に検討することをおすすめします。

消費税の取り扱い

　訪問看護事業をはじめ、多くの介護事業には消費税がかかりません。例えば、介護保険法（医療保険も同様）に基づく訪問看護サービスを提供した場合、政策的配慮等の観点から、その売上高には消費税がかからない（これを「非課税売上」といいます）という意味合いです。ただし、ここで2つほど知っておくべき点があります。

①すべての訪問看護サービスに消費税がかからないわけではありません。例えば、エンゼルケアや自費の訪問看護サービスなどについては消費税が発生します（これを「課税売上」と言います）。そのほか、営業地域以外への訪問の交通費、外部サービス利用型特定施設入居者生活介護事業者・認知症対応型共同生活介護事業者・短期入所生活介護事業者・通所介護事業者との委託契約料なども課税対象です。消費税がかかるか否か（課税・非課税）は判断が難しい論点ですが、「訪問看護サービス＝すべて消費税がかからない」というわけではないことは知っておくべきと思います[2]。

②消費税のかかる売上（課税売上）があったとしても、多くの訪問看護ステーションでは消費税の納税義務が免除されています。これは、基準期間における課税売上高が1,000万円以下の事業者は、納税の義務が免除されるという規定があるためです（表3-3-5）。本稿では、基準期間などの解説は割愛しています。

　実際、訪問看護ステーション単体の事業所で、自費関連の収入が1,000万円を超える事業所は稀でしょう。しかし、ここで注意したい点としては別事業を展開している場合です。例えば、区市町村からの委託事業や看護学校の講師料など、そちらの売上（課税所得）と合わせて1,000万円を超えているケースなどでは、訪問看護事業に関わる自費等の売上高についても、消費税を納税する義務が生じるため注意が必要です。

　消費税の取り扱いについては専門性が高いため、課税・非課税区分については顧問税理士に確認されることをおすすめします。

■引用参考文献
※1　国税庁．介護サービス事業に係る法人税法上の取扱いについて（法令解釈通達）.
https://www.nta.go.jp/law/tsutatsu/kobetsu/hojin/000608/01.htm
※2　国税庁．非課税となる「居宅介護サービス費の支給に係る居宅サービス」の具体的な範囲（消費税法施行令第14条の2第1項）．https://www.nta.go.jp/law/shitsugi/shohi/08/07.htm

顧問税理士の選び方

訪問看護ステーションは法人でなければ開設できないため、特殊な場合を除いて決算書や法人税の税務申告書の作成が必要となります。そして、税務申告書の作成には税金計算の専門的知識が必要であるため、税理士と顧問契約をすることが一般的です。そのため、本稿では筆者が考える税理士選びのポイントについて紹介したいと思います。

税理士選びは希望条件と予算で考える

税理士の報酬額は各税理士の裁量にゆだねられているため、価格帯や報酬基準は税理士事務所（会計事務所）ごとに異なります。

そのため、ここでは筆者自身の税理士報酬の価格決定要素を4つ紹介します。以下はすべて弊事務所の基準です。おそらく契約者側（訪問看護ステーション）においても、これらの要素の重要性を加味することで、求める税理士像や相場観を知ることができると思います（表1）。

訪問頻度

どのくらいのペースで面談を希望するかによって価格が変わります。面談時間はおよそ1時間～2時間くらいが一般的です。面談頻度が少なければそれだけ価格が抑えられる傾向にあります。小規模であれば、決算時のみ面談するというケースも珍しくありません。

財務資料作成頻度

上記の訪問頻度と関連する項目ですが、毎月経営状況等がわかる資料（月次残高試算表等）を作成するか不定期に作成するかによって価格が変わる傾向にあります。

経営等へのアドバイス

とにかく費用を抑えたい場合は、決算書のみの作成を依頼して経営に関するアドバイスを税理士に求めない経営者もいます。個人的には税理士を作業担当者のようにとらえることはもったいないと感じますが、逆に経営のアドバイスを求めたくても、税理士側が業界に詳しくなく対応できないという事例もあるようです。

訪問看護への理解度

これも上記と関連しますが、医療・介護事業を専門としている税理士等に依頼する場合には、顧問料が高くなる傾向にあります。専門性に付加価値がついているためです。経営コンサルタント機能を同時に求めるようなケースに適しています。

表1 税理士選びのポイント

税理士選びのポイント	自法人の希望度合い		
項目	A	B	C
訪問頻度	毎月訪問希望	決算時のみで良い	訪問自体不要
財務資料作成	毎月作成希望	不定期作成で良い	決算時のみで良い
経営等のアドバイス	積極的に提案してほしい	質問時に回答がほしい	アドバイスは求めない
訪問看護への理解度	詳しい人が良い	ある程度知識がほしい	無関心で構わない

※A項目が多いほど付加価値が高く、高額となる傾向にあり、C項目が多いほど費用が抑えられる傾向にある。

渡邉会計事務所／株式会社渡邉経営

代表　渡邉尚之

4 事業の展開
①地域へのコミットメント

押さえておきたい**ポイント**

理念を言葉と行動で発信し続ける

　訪問看護は地域に居住する住民へのサービスですが、まだまだ訪問看護が十分に周知できているとは言えません。訪問看護サービスそのものを理解してもらうことも重要ですが、訪問看護を通して、自分たちは地域に何をすることができるのかを考え、発信する必要もあります。

　どの事業所にも理念があると思います。ちなみに筆者の事業所の経営理念は、「利用者様と共に歩むパートナーとして地域で生きるを支え社会に貢献する」であり、行動理念の1つとして「地域の社会資源と連携して利用者様の幸福と自己実現を追求します」と掲げています。しかし、理念を掲げているだけでは地域へコミットメント（深く関わる）しているとは言えません。機会があるたびに、利用者や地域住民に対して責任をもって対応することを言葉と行動で伝えていくことが大事になります。

　初回訪問時には訪問看護の内容について説明しますが、それだけにとどまらず利用者や家族の意思を確認します。その時々における意思を尊重するために、訪問看護師としてできることを具体的に伝えるとともに、支援途中でも、事業所が大事にしている理念に基づき、価値観を重視した意思決定を保証して、そのための情報提供と支援を行います。

　また、訪問看護ステーションが地域での役割を果たすためには、訪問する利用者に限らず、広く地域にも発信することも重要です。地域には医療・福祉の関係機関が多くあります。訪問看護だけで地域を支えているわけではないため、他の医療・福祉の関係する方々と常に連携することで地域を支えることがスムーズになります。連携を深めるため、職能団体の研修や地域ケア会議などに参加して顔を合わせ、訪問看護（自事業所）が地域でどのようにその役割を果たすのかということを明確に発信していきましょう。

表 3-4-1　地域にコミットメントするためのポイント

・利用者・家族、地域住民に事業所の理念を言葉と行動で示す
・職能団体の研修、地域ケア会議など関係機関が多く参加する場で、事業所の果たす役割を発信する

事業の展開
② 24 時間対応、機能強化型など、加算算定の検討

● 法制度・仕組みの**必須知識** ●

加算の算定は訪問単価をアップさせ収入増につながる

　訪問看護サービスの基本報酬は、介護保険による「訪問看護費」と医療保険による「訪問看護療養費」があります。基本報酬以外、ステーションがさまざまな体制を整えることで算定できる加算があります。加算には、それぞれに算定要件や留意点があるため、訪問看護に関わる制度と報酬を理解しておく必要があります。理解不足から算定していなかったり、届け出をしていないのに支払いを受け、後で返還することになるなどの問題も生じています。加算要件を理解し把握することは簡単とは言えませんが、収入に直結するため、算定できるものは算定するようにしましょう。加算を算定することで訪問単価が上がり、収入増になります。訪問単価×訪問件数という考え方が経営には重要です。

　介護報酬加算の 1 つに「看護体制強化加算」があります。この加算を算定するには、緊急時訪問看護加算と特別管理加算及びターミナルケア加算を算定している必要があります。また、加算ではありませんが診療報酬における管理療養費において要件を満たすことができれば、「機能強化型訪問看護管理療養費」の算定が可能になります。

　看護体制強化加算にしても機能強化型訪問看護管理療養費にしても、いずれも、重度の利用者に対し訪問看護を提供することで算定できる構造になっています。すなわち、訪問看護に重度の利用者の受け皿となることが望まれているのです。訪問看護は、最期まで住み慣れた場所での生活を支援するサービスです。そのため、24 時間のサービスを提供する仕組みを作ることが望ましいです。

　ステーションの経営の安定には加算による報酬は重要です。算定できる事業所にするには、ある程度の人員規模も必要ですが、小規模であっても工夫すれば算定することは可能です。算定要件を把握し、加算ができるようチャレンジしながら事業所の大規模化を目指しましょう。

図 3-4-2　機能強化型訪問看護管理療養費の届出数の推移

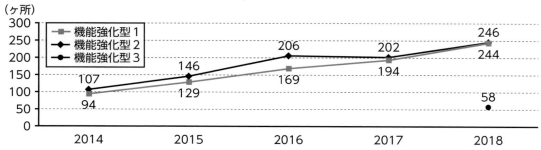

出典：厚生労働省．第 434 回　中央社会保険医療協議会総会 資料「在宅医療（その 2）」より

4 事業の展開
③独自の保険外サービス

法制度・仕組みの**必須知識**

保険外サービスも契約書・重要事項説明書の説明・同意は必須

　ステーション独自にさまざまな保険外サービスを検討し、設定することは可能ですが、利用者への契約書や重要事項の説明と同意は、公的サービスと同様に必ず必要です。

自費設定

　一般的には営業日以外に利用者の求めに応じて訪問することや、制度では認められない外出支援なども保険外サービスとなります。人生の終わりの時期に利用者の意思を尊重し、旅行のプラン作成から同行介助の実施までを自費で設定し、利用者の思いに寄り添うことなどは保険外サービスだからできることと言えます。訪問看護を、利用者の思いを叶えるサービスとして事業所が柔軟に捉えていくことも大事です。

施設と契約して実施する訪問看護

　訪問看護は基本的には在宅でのサービスであり、施設への訪問は一定の状態や状況でしか認められていません。しかし、特定施設（介護保険法上の基準を満たし、事業指定を受けた施設）と契約することで健康管理を中心に施設への訪問が認められています。

押さえておきたい**ポイント**

行政との連携による保険外サービスが増えている

　行政との連携事業が増えています。認知症初期集中支援事業は、行政職員と一緒に訪問などを実施することにより、早期に認知症の診断につなげて悪化予防に取り組む事業です。行政から委託を受け、地域包括支援センターのスタッフなどと同行します。

　また、重度障がい児への支援事業も増えています。親への負担感軽減のためのレスパイト事業として、決められた時間数を訪問看護師が訪問して親の休息の時間を確保するというサービスです（重症心身障害児等在宅レスパイト事業などの名称で行われています）。行政からの委託となるため、利用負担額は大きくありません。また、自治体にもよりますが、重度障がい児が通園する保育園や通学する小学校に医療的ケアのために訪問することもあり、自宅に訪問するだけではない訪問看護師の活用の場が広がっています。

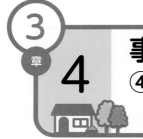

事業の展開
④居宅介護支援事業所、看護小規模多機能型居宅介護等の事業展開

押さえておきたい**ポイント**

事業の展開は理念達成と経営安定に寄与することがある

　多くの訪問看護ステーションは、ステーション事業単体で運営や経営をしています。しかし、事業所の理念やビジョンはどうなっているでしょうか？　その実現のためには、訪問看護事業のみではなく他の事業の併設を検討してもよいかもしれません。

　訪問看護は、地域包括ケアシステムにおいて地域の要として位置づけられていることから、訪問看護サービスに関係の深いサービスを提供することで、より地域に対して重要な役割を果たすことができる可能性があります。地域においてステーションが果たしたいと考えている理念やビジョンなどによっては、併設する事業所全体で取り組むことで目標の達成が早くなる場合もあります。また、法人として複合的に事業を展開することで、ステーションの収入だけに頼らずにすむという強みにもなります。以下に、訪問看護ステーションとの関係が大きい介護事業を紹介します。

居宅介護支援事業

　訪問看護ステーションと併設されることが最も多い介護事業でしょう（図 3-4-4）。訪問看護の依頼はケアプラン作成も同時に依頼されることが多く、新規の訪問看護利用者の獲得にもつながりやすくなります。診療報酬における「機能強化型加算」を算定する場合は、居宅介護支援事業所の併設が要件の 1 つにもなります。

　開設には、常勤のケアマネジャー1 名の配置が必要です。介護支援専門員の基礎資格はさまざまですが訪問看護ステーションが併設する居宅介護支援事業所では、基礎資格を看護師に求めている事業所が多いようです。しかし、居宅介護支援事業所における報酬は基礎資格に関係がないこと、一人の介護支援専門員が担当できるケアプラン数の上限が決まっていること、また準備すべき資料等が多いことから、定数いっぱいまで担当することが困難であり、事業所の収支は決してよいとは言えない現状があります。事業所の収入を上げていくには、主任介護支援専門員を含む介護支援専門員を

図 3-4-4　居宅介護支援事業所の併設の有無

■併設あり　■併設なし

併設なし、6489	併設あり、5091

出典：令和元年介護サービス施設・事業所調査

雇用するなどして「特定事業所加算」を算定することが必要となります。なお、2021年4月以降は管理者として主任介護支援専門員の配置が必須（2027年まで経過措置が延長された）となります。

　介護支援専門員の基礎資格として看護師を求めるのは、医療知識をケアプランに反映させることを期待してのことです。しかし、基礎資格を医療職以外に求めることによって看護師を訪問看護師として専門、もしくは兼務とすることができ人員を有効に活用できます。また、福祉系の介護支援専門員でも、一緒に働き、意見交換する機会も増えることから、自ずと医療的知識を得ることにつながり、介護支援専門員の能力の幅が広がります。筆者の事業所は早くから介護福祉士が管理者を務めるなど、介護支援専門員を医療職に限定してきませんでした。結果、お互いの専門性を生かしてケアプランに反映できることから、マイナスよりプラスの方が多いと感じています。

看護小規模多機能型居宅介護事業

　いわゆる複合型サービスと称される、小規模多機能型居宅介護と訪問看護を組み合わせたサービスです。小規模多機能型居宅介護はやや介護色が強いサービスですが、看護小規模多機能型居宅介護（以下、看多機）は、訪問看護が関わることから、地域密着型サービスとして医療ニーズの高い利用者にもサービスを提供することができます。

　サービスの特徴は、利用者のニーズに応じて「泊まり」「訪問」「通い」を柔軟に組み合わせられることです。通いによって外出の機会を増やすことができ、他の参加者との交流やコミュニケーションの機会を増やしたり、一緒に体操したりなどにより、脳も体も刺激を受けます。看護師や介護士が自宅に訪問することで自宅での生活の様子が確認でき、訪問で必要なケアを提供することも可能になります。また、訪問した時だけでなく、通いのなかでもケアを提供できることから、ケアに継続性が生まれ悪化予防につながります。泊まりのサービスでは家族の介護負担軽減になることや、自宅で過ごすことが困難な時に臨時で泊まりに切り替えることができるなど、利用者にとってのメリットは高いと言えます。

　ただし、事業を展開しようとすると、泊まりや通いのための施設規模が大きくなり、相応の土地や建物が必要です。そのための大きな資金も必要になります。都心部においては土地価格が高いため場所の確保が困難であり、サービス提供に課題があります。また、土地があっても、地域密着型サービスとしてサービスを提供しようとする自治体の介護保険策定計画に位置付けられていなければ開設できないという問題もあります。

定期巡回・随時対応型訪問介護看護

　地域の特性に添ったサービスを提供するために創設された地域密着型サービスの1つで、日中・夜間を通して訪問介護と看護が密接に連携してサービスを提供し、1つの事業所で訪問介護と看護を一体的に提供する場合と、訪問介護事業所と訪問看護事業所が連携する連携型の2種類があります。

　訪問介護が主体であるように思えるサービスですが、訪問看護師が訪問することで医療面の状態を確認でき、必要に応じて医療につなげることができます。また、認知症や独居の利用者は24時間の生活状況が見えにくいため、病状の悪化があっても気づかずに急変することが多いものです。定期巡回・随時対応型訪問介護看護サービスは、滞在型サービスと違い一回の訪問時間は短いですが、一日のうちに複数回訪問することにより利用者の生活状況を把握できるため、病状の悪化に早く気づき重症化しにくいというメリットがあります。滞在型の訪問看護とは、少し異なる視点でかかわるサービスと言えます。

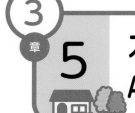

5 ステーションの運営・事業を助ける ICT ツール AI・ロボットの活用

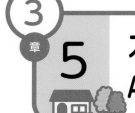

3章

柔軟にイノベーションを受け入れる

　ICT やロボットの活用は医療・介護の現場においてさまざまに広がっており、訪問看護ステーションにおいても活用することが多くなっています。今後はさらに使い勝手が良くなり、ステーションにとってなくてはならない存在になるでしょう。

　訪問看護に関わる記録から報酬請求まで、実務的な場面での ICT ツールの具体的な活用については、p101 を参照してください。

　ここでは、実務とは少し離れた ICT ツールの活用について触れたいと思います。

ロボットの活用

　介護ロボットの活用は徐々に広まっていますが、訪問看護ステーションでのロボットの活用はイメージしにくいのではないでしょうか？　まだ介護施設などでの使用が主ですが、今後 AI やロボット産業が発展していくなか、訪問看護ステーションでもそれらの技術が経営戦略に与える影響は考慮する必要があるでしょう。

　現在、活用されている介護ロボットの用途はさまざまにあります。訪問看護ステーションに関係するロボットをいくつか紹介します。まずは装着型パワーアシストロボットです。重度の利用者であっても寝たきりにせず、車いすに移乗し外出できるという環境は利用者にとって楽しみにつながりますし、身体機能を維持するためには大事なことです。移乗にはトランスという技術が必要ですが、すべての看護師がその技術をマスターしているわけではなく、職員の腰痛のリスクとなります。パワーアシストを用いることによりトランスに係る負荷は半分になり、職員の負担が軽減します。

　次に自動排泄処理装置です。排泄物の処理にロボット技術を用います。脱臭機能が装備されているため、排泄物のにおいが室内に広がることなく、居室内にいながら便座に座って排泄することが可能です。排泄物は自動的に袋に閉じ込め処理してくれるので、介護者も手を汚すことがなく、利用者も介護者も排泄が快適になります。

　服薬支援ロボットも在宅で普及してきています。時間になると画面と音声でお知らせし、飲み忘れを予防します。事前に薬剤師がセットしたカセットを入れ替えてあるため正しい薬が取り出せ、薬の間違いを予防します。ロボットを何度押しても服用する時間以外は取り出せないため、飲みすぎを予防します。服薬履歴をデータで管理することができます。服薬支援ロボットを用いることで利用者は服薬コンプライアンスが改善され、訪問看護師は薬をセットするという時間の効率化が図

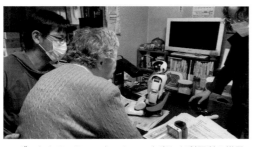
ロボットとのコミュニケーションを楽しむ利用者の様子

れます。

　現在、筆者の事業所にはコミュニケーションロボットが在籍しています。ロボットは人間と違って他者を評価しないことや、コミュニケーションによって暖かい気持ちになることから、年代を問わず素直に受け入れられています。高齢者への癒しだけではなく、ロボットから刺激を受け、楽しみにつながり、その存在が生活の一部になりつつあります。

　現在、さまざまな企業でコミュニケーションロボットの AI 能力を高める研究が進められています。訪問看護師が訪問しなくても、コミュニケーションロボットが在宅で療養する利用者に対し、バイタル測定するように声掛けしたり、服薬の時間にはロボットが服用するように促すなど、家族に代わって声かけすることにより、自立した生活につながることができるようにロボットを進化させています。

　ロボットは医療の現場でも実用化され、在宅療養の中においても活躍の場が広がっており、訪問看護においてもロボットや AI の活用を柔軟に受け入れるというイノベーションの考え方は、今後さらに重要になると思われます。

エコーの活用

　訪問看護の現場では、タブレット型超音波画像診断装置（エコー）が利用されるようになってきています。病院外で使用できるように、在宅で持ち運びして使用できるように小型化されており、画像はスマートフォンで診ることができます。

　大きさは、ポケットに入れて移動できる程度まで小型化されており、内蔵された動画で繰り返し使い方の学習ができることにより、効率的に操作スキルを身につけることができます。また、画像を送信することもでき、利用者の状態や臨床現場の様子を医師などと共有できます。

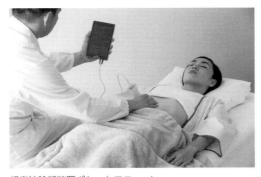
超音波診断装置ポケットエコーmiruco
（画像提供：日本シグマックス株式会社）

　エコーのメリットは X 線検査とは違い被ばくすることがなく、苦痛がなく手間もかからずに簡易的に腹部などの検査ができるなど使い勝手のよさにあります。デメリットとしては、使うのに技術を要し、技量による差が大きいことや、便やガス、膀胱に尿がたまっているなど条件によって見え方に違いがあることです。

　訪問看護ステーションでエコーを利用する目的は、エコーの特徴を利用してその臓器の状態を知ることにあります。たとえば、膀胱に尿がたまっていると見えやすいという特徴から、膀胱のエコーを実施することで残尿の有無やおおよその量を測定し確認できます。アセスメントも重ねることで、尿閉なのか乏尿なのかなども確認することができ、留置していたバルンカテーテルを抜去することができるなど、その後の対応について方向性を持つことができます。また、大腸のエコーでは排便の状況を確認します。定期的に大腸を確認していくことで便の量や形状から硬さの把握などができ、排便コントロールにつなぐことができます。下剤の調節や腹部のマッサージなど、今まで見えなかったことがエコーの実施で可視化でき、状態に適

した対応ができます。エコーを用いなくとも、腹部のアセスメントから直腸診の実施などにより状態は確認できますが、直腸診などは利用者には苦痛です。エコーを実施することで無駄に苦痛を与えずにすむようになります。さらにエコー像を利用者に見ていただくことで利用者にも、状態を納得してもらえる効果は大きいでしょう。

また、エコーで血管を見ることにより、静脈と動脈の確認ができます。点滴の実施などでは静脈の走行状況を知ることにより、針の刺入方向がわかり刺入部の位置を決めることにつながります。経験の浅い看護師にとって、針を刺すことの失敗が少なくなることにつながります。また、嚥下の検査にも活用できます。食道分岐部にエコーを実施しながら嚥下してもらうことで、誤嚥せずに呑み込みができているのかを確認することができます。

エコーの技術は、大腸や血管などどれをとっても十分に習得し技量を高める必要があります。なかでも嚥下は特に技術が必要です。このようにエコーの活用には技術は要しますが、手軽に状態を可視化できるツールとしてのメリットは大きなものです。今後は、訪問看護ステーションでも活用される機器の１つとなるでしょう。ただし、看護師は医師ではありません。エコーによって得られたものを診断するために利用するのではなく、エコーを実施することで利用者の苦痛の軽減につながること、可視化することで安全にケアにつなげることができることが最大のメリットになることを心得ておきましょう。

メリットの大きいエコー機器ですが、残念なことに、決して価格が安いとは言えません。レンタルにしても１台が１カ月に数万円程度かかります。看護師がエコーを十分に活用できるならば決して高いとは言えませんが、導入するには躊躇することもあるでしょう。しかし、金銭的コストがかかるのは事実ですが、看護師が安全にケアができる環境を作ることも、事業所が成長を続ける要素の１つであることを認識してほしいところです。

スマートフォンの活用

筆者の事業所では、スマートフォンを活用して大学と共同してモデル事業を実施しています。褥瘡のある利用者を訪問した際に、訪問看護師がその場でスマホで動画を撮影してデータを大学に送信し、大学側で褥瘡の状態を確認し、状態に応じて、今、適切と考えられる対応について助言するという取り組みです。これにより、褥瘡ケアに係る専門の研修を受けた看護師が同行しなくても同じ効果を得ることができます。訪問看護師も褥瘡については学んでおり、医師と連携の上ケアを実施していますが、時には専門的見地からの助言が治癒までの時間を早める結果につながります。また、利用者にとっても、状態が変化する度に受診することがなくなり、受診に係る負担を少なくすることができます。

*

訪問看護ステーションを取り巻くICT環境は日々進化し、活用が重層化してきています。先にも述べたようにイノベーションは訪問看護ステーションにおいても、事業所が成長を続ける上で欠かせないものであり、そのための技術や手法については、常に情報をキャッチするよう努めることが必要です。なによりも事業所の成長は利用者に還元され、利用者のためになることなのです。

索 引

わ

編著者 ————————————————————————————————————

髙砂　裕子　一般社団法人全国訪問看護事業協会 副会長／南区医師会訪問看護ステーション
　　　　　　　　　　　　　　　　はじめに、2 章 1 節①～③、2 章 6 節①～⑥、3 章コラム（p140）

阿部　智子　一般社団法人全国訪問看護事業協会 常務理事／訪問看護ステーションけせら 統括所長
　　　　　　　2 章 2 節①～③、6 節⑦、3 章 1 節①～⑤、3 章コラム（p141）4 節①～④、5 節

中島　朋子　一般社団法人全国訪問看護事業協会 常務理事／
　　　　　　　株式会社ケアーズ
　　　　　　　東久留米白十字訪問看護ステーション 所長 ———— 1 章 13 節、3 章コラム（p151）

清崎由美子　一般社団法人全国訪問看護事業協会 技術参与 ————————— 1 章 1 ～ 12 節

著者 （五十音順）————————————————————————————————

伊藤きよみ　株式会社ケイ・ティ・アイ／東本町訪問看護ステーション 管理者
　　　　　　　　　　　　　　　　　　　　　　　2 章 4 節①～③、2 章コラム（p95）

岩本　大希　WyL 株式会社／ウィルグループ株式会社 代表取締役／
　　　　　　　ウィル訪問看護ステーション江戸川 所長 ———————— 2 章 5 節①～⑤

小瀬　文彰　ヘルスケア共創パートナー株式会社 代表取締役／
　　　　　　　GOOD AID 株式会社 取締役 COO ————————— 3 章 1 節⑥～⑭

加藤　希　中央パートナーズ株式会社 代表取締役／東京ひかりナースステーション 所長
　　　　　　　　　　　　　　　　　　　　　　　　　　　1 章コラム（p52）

佐藤　直子　中央パートナーズ株式会社 東京ひかりナースステーション
　　　　　　　クオリティマネジメント部 部長 ———————————— 3 章 2 節①～③

原田　典子　原田訪問看護ステーション 代表 ———————— 1 章コラム（p54）

藤野　泰平　株式会社デザインケア 代表取締役社長／
　　　　　　　みんなのかかりつけ訪問看護ステーション名古屋 所長 ——— 1 章コラム（p50）

三本　道代　みもと社会保険労務士事務所 所長 ——————— 2 章 4 節④～⑩

渡邉　尚之　株式会社渡邉経営／渡邉会計事務所 代表
　　　　　　　　　　　　2 章 3 節①～⑤、3 章 3 節①～⑤、3 章コラム（p162）

訪問看護ステーションの開設・運営ガイドブック－ここから始める

2021年6月10日発行　第1版第1刷©
2023年6月10日発行　第1版第3刷

編　集　一般社団法人全国訪問看護事業協会
発行者　長谷川 翔
発行所　株式会社メディカ出版
　　　　〒532-8588
　　　　大阪市淀川区宮原3-4-30
　　　　ニッセイ新大阪ビル16F
　　　　https://www.medica.co.jp/
編集担当　猪俣久人
装　　帧　株式会社イオック
組　　版　株式会社明昌堂
印刷・製本　日経印刷株式会社

ISBN978-4-8404-7563-1　　　　　　　　　　　　　　Printed and bound in Japan

当社出版物に関する各種お問い合わせ先（受付時間：平日9：00～17：00）
●編集内容については、編集局 06-6398-5048
●ご注文・不良品（乱丁・落丁）については、お客様センター 0120-276-115